內觀瑜伽
結合禪修與中醫的療癒之道

Insight Yoga
An innovative synthesis of traditional yoga, meditation,
and Eastern approaches to healing and well-being

莎拉‧鮑爾思（Sarah Powers）◎著

謝瑤玲◎譯

獻給我的母親，您熱情洋溢的寫作風格使我認知文字之美。

也獻給我的長兄康瑞，他介紹我認識了瑜伽。

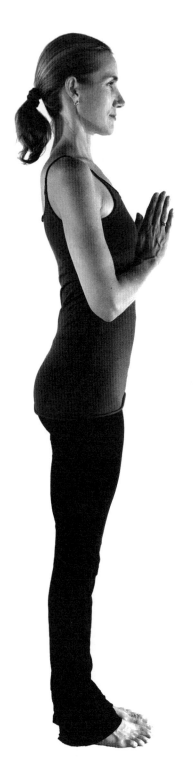

目錄

前言

套用喬治・馬丁的說法，莎拉・鮑爾思就像披頭四，打一開始就很有才華，只是我們並不知道她會好到什麼田地。莎拉五官皎美，又有優雅之姿，所以瑜伽雜誌封面和研討會海報屢屢出現她的倩影，也是理所當然的。幾乎有點不公平的是，她同時也是個天生的學者，一個孜孜不倦的讀者，一個勤練功課的人，更是個在任何求知領域上都謙遜好學的學生。而現在，身為讀者的我們，更發現她也是個思路清晰的作者。

現代人一味想知道為什麼——「為什麼由國王統治？」「為什麼我要聽教會的訓示？」「為什麼蘋果會落地？」當然，每個人都問過有關自己存在的問題，但多數人都滿足於在聖經裡或傳統中找到的答案。現代人質問所有的傳統，甚至可以說懷疑。現代的律法必須藉由明確、可複製、且禁得起考驗的原則，建立新的科學、醫學和宗教的傳統。

有史以來，瑜伽一直被稱為是「科學中的科學」。果真名副其實，瑜伽也得依循現代科學進行自我改造。以前這很難實行，因為其古老的理論是基於運行於全身的能量，而這是科學無法識別的。而今多虧了本山博博士（Dr. Hiroshi Motoyama）、原田瞳博士（Dr. Yoshio Manaka）、吉姆・歐須曼博士（Dr. James Oschman），以及其他許多專家的研究，我們又重新發覺這些古老理論背後的真理。現在，莎拉・鮑爾思更以這些新／舊瑜伽原則為基礎，創作出一本實用的瑜伽手冊。

何謂脈輪（chakras）？脈輪如何影響我們？何謂氣（chi）？何謂氣息（prana）？瑜伽的姿勢如何影響我們的健康？我們的情緒？我們的思想？何謂經絡（meridians）？針灸和瑜伽有關聯嗎？體位法（asanas）如何影響打坐？打坐如何影響體位法？莎拉的書對這些問題提出了私密且清楚明確的解答。

瑜伽書應該是私密的。醫學書籍不需要私密，數學書籍也不私密，因為這些科學是外在的，可以用客觀的尺度來測量。但是體認性靈的果實是主觀的：性靈的道路是一種主觀的經驗。科學可以測量腦波和心跳頻率，但一個練瑜伽者真正的測試是內心的平和與更深刻的性靈領悟。梵文稱一個追求性靈者為agama（直接的認知或表述）。瑜伽書籍不同於數學書

籍，如果它不含有私人的因素，我就不會信任它。

　　莎拉的書是一本瑜伽書籍。它不只是道家或佛家或梵語的，而是具體呈現瑜伽一詞的歷史性象徵：一種陶冶一個人各個層面的運作系統。爲了描述隱含的意義，莎拉引用道家、佛家和梵語的用詞，視何者最清楚也最簡便而定。中國的道家對某些能量概念的釋義優於其他學派，西藏佛教徒對心靈過程的解說比較奧妙，梵語學者探究宇宙哲學最爲深入，這些全都是歷史上的偶然。所有這些體系在被創立之時，所描述的現實面都是當時最與它們相合的，就像一個醫生用拉丁文描述身體構造，用化學用語描述生理機能，用德文描述心理狀態一樣。

　　莎拉寫出的瑜伽書是基於她的親身體驗，同時她也避免宣稱依據任何傳統或派系。她的努力將使她的讀者獲益良多。我衷心希望所有修習瑜伽的人，無論練的是哪一種瑜伽，都可以因讀莎拉的書而使他們在修習上的疑點得到澄清。

保羅・葛瑞理（Paul Grilley）

1. 何謂瑜伽？

瑜伽可以說是一種行為模式，引導身體、心靈和思想經歷一種神聖的體驗。在此過程中，我們以一種積極並探詢的方式，將自己和生活完全地投入。透過這種訓練，我們會發展出一種健康的能力，使我們可以完全掌控身體與思想，並進一步進入一種簡單的存在。存在是一種開放且明晰的生存品質。這種身體與思想合而為一的存在，便是我們由內在萌發出慈悲與智慧的基礎。

雖然瑜伽有許多派系，瑜伽的哲學卻可以定義為將生存的許多似乎對立的層面——思想與身體、內在與外在、主動與被動、主體和客體，連結或結合（即「瑜伽」(yoga)之意），形成一種非對立或包容的心靈狀態，使我們得以體驗生命中充滿挑戰的二元性，卻不至墮入二元對立中。在二元對立的心靈狀態下，我們會將一個經驗自完整的整體中切割下來，並將它看成是獨立且分離的。

潛心修習瑜伽的結果，使你在對抗人生種種矛盾時，有能力可以讓內心完全放鬆。深入修習瑜伽的人，比較能夠忍受極端的熱或冷、動或靜、悲傷或喜悅，內心不會困惑、抗拒或掙扎。瑜伽修行者學習去質疑一個假設，那就是：我們和所體驗的經驗是分開的兩者，因此必須努力聚積，緊緊握住愉悅且舒適的一切，並且想辦法避免不愉快、困難、或具有威脅性的事物。

瑜伽之道雖然多樣分歧，卻是將我們從身體裡與想法中之舒適區域移出的一套修行，開啟提升我們的聯繫能力與包容力的可能性。唯有學習以和善但敏銳的觀察力，加上親密的參與去潛入我們的身體內部，才有可能完成這個過程。我們學習以不同的姿勢和冥想，以及觀察我們對即時經驗的反應，去充分感受我們的身體和心靈狀態。因此，修習瑜伽是一種深入的訓練，可以培養投入的觀察力，並加強身體、心靈與思想的運作。

在以身體為中心的瑜伽修習中，我們移動身體，使骨頭和肌肉形成特定模式的位置（體位法）。這有助於正確地驅使內在的活力或能量，增進我們與生俱來的生命力。瑜伽的意涵是：在我們看不見的生存範圍中，有種種不斷發生的經驗持續影響著我們。由於我們無法實質地碰觸生命的這

個層面，以致我們對這種生存或影響常常毫無覺知。這個充滿能量的層面，印度人稱爲氣息，中國人稱爲氣，是生命的活力所在。

學習並引導這個存在我們體內的生命力是非常重要的，因爲它在我們體內的品質和運行會直接衝擊我們身體、情緒和心靈的感覺。因此，強化能量並增強其動能，不僅可以增進身體健康，也可提升使心靈狀態更爲深沉的潛能。爲此，我們必須挪出固定的時間來修習瑜伽和打坐。除了去上課之外，養成在家修習的習慣，可以使我們維持自我發現的興趣。這段潛入內在的私人時間，會激發一種全天候進行內在探索的態度。我們會開始體會，無論是在我們所謂的修習時間或是在其他任何時間裡，瑜伽是一種身心敏感度的內在旅程。這時，瑜伽不再被視爲只是我們在瑜伽中心或健身房內穿著某種服裝去做的活動，而會成爲一種完整體現的生存工具，一種轉變效能的路徑。

瑜伽是自我轉變的路徑

「路徑」（path）的古典用語，在梵文中是「marga」，在佛教經典中是佛陀指出的道路，通往一種有覺知的生命，並逃離虛幻生存的可悲。如果我們認爲「家」是一種脫離絕望與分離的心靈狀態，那麼「路徑」則可以帶引我們回家。

「路徑」有許多種解釋。佛教學者史蒂芬‧貝區勒（Stephen Batchelor）指出，「路徑」既是名詞，也是動詞，意指可以讓人自由行動的空地，同時也是行動本身（如「在空地上前進」(to path along the clearing)）。丹津‧芭默（Tenzin Palmo）法師在教授西藏佛教時說，路徑可以被視爲沿著蜿蜒的山路爬上一座陡峭的山。剛開始爬時，我們覺得山路陡峭難行，我們的熱情很快就消失了，不斷找尋理由想要放棄承諾；我們甚至不確定是否走對了路，或是否有能力可以走完全程。然後，突然間，我們轉過一個彎，出乎預料地看見了山頂；雖然目標還很遙遠，但現在我們知道這條路可以將我們帶到那裡去。

當我們在旅途中「前進」，尋找眞正的解脫時，遺忘的雲霧可能會遮掩我們的動機。然而，我們堅毅不搖，乘著短暫的洞察力帶領我們信心的羽翼繼續前進。這時候，我們從爲了健康而做一點瑜伽的普通生活，變成一種過眞實人生的承諾，願意克服一切困難去追求內在的知覺。這也可以解釋爲，承諾過一種依從內在與周遭世界律動的生活。我們的「路徑」在此時變成了瑜伽。

只是我們並不一定知道從何處開始前進。我們要如何從偶爾上一些瑜伽課，變成過一種追求覺知的生活呢？無論是西藏和印度瑜伽，我們都必須經過三個層次才能到達眞正性靈的道路。第一步是訴求理解。我們必須

自我教育要透過他人的教導進行自我探索，無論我們是否直接聆聽這些教導（這是最好的）或間接從書上讀到，或兩者兼具。第二步是投入我們的心和腦。我們要思索自己所學到的，反覆咀嚼並審視收受的素材，不斷沉思哪些有道理，哪些又有疑問。我們至少要瞭解路徑的基本要義，並對其過程所出現的問題著迷，才能進入下一個階段。第三步，也是最後一步，需要我們整個身心完全的承諾。我們必須真心修習，清楚地瞭解其目的、方法，以及潛在的短期與長期後果。《奧義書》（Upanishads）中一句古老的瑜伽箴言，對這個過程有所啟示：「理解而不修習，勝過不理解卻修習；理解且修習，勝過理解而不修習。安住在我們的真實本性中，勝過任何的理解和修習。」

想要巧妙地探索這三個層次，就需要花時間聽老師講。書雖然無法取代面對面的經驗，卻可當作補充和增強，幫助我們不致迷途。找到一個合適的老師，不管語言或方法都能符合我們的建構和發展層次，在我們的路徑上是非常重要的第一步。無論我們是經由閱讀著作、聽朋友談起、或在比較本地不同的瑜伽或佛教中心時找到老師，最終我們都得承諾全心全意去探索這個老師所教授的，並願意在修習時運用他的教導。

老師可以教我們新的思考、行為和存在的方式，在我們的路徑上是極有價值的嚮導。他們鼓勵誠實、正直和探詢，並幫助我們有技巧地克服所碰到的障礙，如我們不可避免的生理極限、負面的情緒和心靈的扭曲。老師幫助我們在暴風雨的海上航行，而單靠我們自己時，我們可能極易淹溺。當我們分心或想要放棄時，老師鼓勵我們繼續修習，不斷前進。我們選擇花時間向他學習的老師，不必然是無所不知的：他們只需要在學習的路徑上超越我們幾步即可。雖然我們一路前進時可能需要放棄某些老師並改採其他老師的教導，老師卻一直會是我們心靈上的良師益友，幫助我們提升傾聽自己本質的能力。

瑜伽的宇宙論

印度和中國的瑜伽都認為，眼前的現實全都根源自宇宙間一種看不見的力量，它具有無限的擴張性，無始亦無終，是一種獨特的脈動或不動的中心，而所有的行動都由此產生。它被視為宇宙的一切總和，也是一切形體背後的力量。這個最根本的原則，印度教稱為「梵天」（Brahman），道家稱為「道」，佛家稱為「空」（Sunyata）。每個傳統都以獨特的方式描述這個難以言喻的概念，但三大教大抵都同意，無限能量的空間是宇宙本身開創的起源，且常被認為蘊含在人的心中。

瑜伽的宇宙論認為，存在是由這個無限空間或宇宙力產生的「三個世界」的展現。最低等也最明顯的是具象的形體，涵蓋我們透過感官所能認

知的一切，包括地球及其構造，以及由體液、骨頭、組織、器官、肌肉和皮膚所構成的人體。這個多樣空間的隱含特徵是變化，因為所有具體的事物都會經歷多次的變形，最後消失不見。這稱為「體力鞘」（或肉身annamaya kosha，「kosha」意為「鞘」或「層」），即我們的肉體形式。

第二種生存層次是我們在宇宙無形的現實和我們親密的肉體經驗之間的個人媒介。這就是氣場（the pranic body），存在於一種微妙、無形的空間中，但對形體有直接的衝擊。唯有透過微妙的感覺（可以說是一種能量的、感應的感官）、直覺、想像力和心靈的意象，才能體驗它的存在。這是個能量的場域，無法以具體的論證理解，唯有經由直接的經驗才會明瞭。它可說是具象世界的一種心靈複製，是幾千年來所有智慧的傳統中尋求內在的人都在探索的。這是個微妙體（有時稱為靈魂或心靈）的領域，依靠肉體系統輸入經驗，是我們的肉體世界和無形的抽象存在層面之間的媒介。所有顯現的生存都有這種雙重性，然而唯有腦部較為進化的人類可以感受並同時居於這個微妙體中。

理解這個能量空間，可以讓我們免於受限於反覆無常的肉體空間。當我們能夠感知微妙體時，便會開始放開以恐懼為基礎的對肉體經驗的執著，開始認知我們真正的狀態，我們根本的、不受束縛的天性。這個微妙體鞘被描述為具有三種精妙的層次，分別稱為：pranamaya kosha（能量層，或氣身）、manomaya kosha（心理鞘，或意身）、和vijnanamaya kosha（智力鞘，或智慧身）。

第三個空間甚至比微妙體更難捉摸，它脫離了形式、色彩和性別，被稱為anandamaya kosha（阿難瑪雅，或幸福鞘），或隨意體。這個空間只有純潛在能量，也就是我們生存最深處的源頭，通常稱為性靈。它無法以任何有意義的方式測量，但卻是所有微妙和肉體形式的先驅，是所有的可能性運作的藍圖。印度阿育吠陀的療癒法、西藏的醫藥和中國道教的藥物，全都根源於對人類生存是在這三個空間中展開的理解。

一般人開始修習瑜伽時，並不明白我們的內在存有大量靜止的能量和活力。我們常會認定自己的身體應該良好運作，卻不加以關照或供應適當的養分。透過巧妙的瑜伽修習，加上健康的飲食，我們可以變得更健康。一開始我們會因為以從未有過的方式移動身體，而注意到正面的改變，到最後，改變的產生是因為我們變得更能調和呼吸、能量的韻律、心靈狀態和內在的潛力。

當我們嫻熟於姿勢、呼吸和冥想的瑜伽訓練後，明瞭道家和中醫的某些原則，便可以使我們在每天的修習中強化我們與自我的關係。當我開始瞭解瑜伽、中藥和佛教之間的交集時，我個人在瑜伽道路上的經驗變得更有意義多了。

2. 我的個人旅程

　　到現在，我修習瑜伽已經超過二十年了，而我對於修習瑜伽的熱愛，隨著在這條道路上留下的每個印記更為加深。我對瑜伽感興趣，是因為年輕時常會思考怎樣的生活是有意義的。我開始透過知識解除我對意義的飢渴，閱讀各種書籍，從葉慈的詩到容格的心理分析理論，從卡羅斯‧卡斯塔尼達（Crlos Casteneda）到肯恩‧威爾勃（Ken Wilber），從鈴木大拙到頂果欽哲法王。

　　雖然我長大後並不清楚自己想要成為什麼樣的人，但為了結合我對西方心理治療的興趣，以及我當時正在閱讀的東方冥想傳統，我還是決定去研究所念超個人心理學。念了一年後，我覺得該是對我的身體、心靈和思想有所行動的時候了。我無法再繼續只是研讀和寫報告；我已經準備好要開始性靈的修習，也知道我要一種可以同時探究身體和訓練思想的修行。

　　那是一九八〇年代中期，我住在洛杉磯，瑜伽剛開始受到歡迎。我到瑜伽中心的第一天，很高興那是個小班級，除了我之外只有另外兩個人，其中一人是我丈夫，泰。我們住在一起已經好幾年了，喜歡從許多有關現實本質的書裡面找句子大聲念出來，但我們從未有過任何老師或上過課。由於我們兩人一輩子都喜歡運動，所以天真的以為投入這項新的身心訓練對我們來說會很容易，得心應手。

　　在老師溫柔但精確地動手調整我的每一個姿勢、並給我提示之前，我根本就不知道我的意識有多基本、多單純。我震驚地發現當我的思想努力要跟上時，我的身體也得費力運作。雖然這個挑戰帶給我刺激，但我記得當時我發誓再也不回去上課了。我很不耐煩的認定，唯一的方法就是另找一個體系去研究。幸好我撐到最後，然後我們得到了應有的回報：睡個午覺。

　　老師以天使般的聲音引導我們進入一種極度放鬆的狀態中，我的屈辱、汗水和眼淚都在這種狀態中融化了，而我的意識有一種不熟悉的改變。我用一種稱為屍式（或屍臥式，Corpse Pose, Savasana）的休息姿勢躺在地上時，得以窺見充滿生命力的真義，而這短暫的一刻改變了我的一生。我意識到那是一種沒有任何渴望的感覺。平日以自我為中心且長期刺

激我內在世界的需求，暫時消失了。有生以來，我首度深感自在但又完全清醒。

當然，這只是暫時性地從自我中解脫。下課不久後，我熟悉的內在吵聲又一次駕馭了內在的平靜，但是沒關係。我並未期待會有相反的結果，只為我得到的恩賜而心懷感激。這短暫的平靜已滲透到我的內心深處。我現在知道，人是有可能感到完全的心滿意足且內在完整為一的。我意識到，固定修習瑜伽可能是一種寶貴的工具，可以使我的身體和思想豁然開敞，幫助我看清自己調整狀態的習慣，並奠定我真正理解和洞悉的基礎。

成為瑜伽學生

接下來幾年，我將瑜伽視為一種轉變的工具而孜孜不倦地修習，因而找到了一些來自不同背景的好老師。當時我想找到不同的工具，在我的旅途中給我幫助。很快的我就發現，我必須專心致力於一種特定的教導方式，才能將這些新的原則和修習完全融入生活中。我也明白，雖然有很多種派別可供我選擇，但我必須找到適合自己身體和性格的教導，才有可能心悅誠服地投入修習。這可以說是起步時最艱難的任務。

我發現沒有一種訓練可以完全符合我的多重興趣。有些完全聚焦於強健體魄，雖然我喜歡，但卻忽略了心靈和思想狀態的提升；有些傾向於思想的訓練和約束，卻又似乎不管身體的統整和協調。我開始意識到，為了在許多層面上都感覺得到滋養，我可能需要從許多派別中去吸收養分。

當我開始固定練瑜伽的姿勢後，自然受到了阿斯坦迦瑜伽和艾因嘉瑜伽（譯註：Ashtanga and Iyengar，阿斯坦迦和艾因嘉瑜伽分別由影響二十世紀最深遠的兩位瑜伽大師 Sri K Pattabhi Jois 和 BKS Iyengar 所創。阿斯坦迦瑜伽又稱「八肢瑜伽」，是哈達瑜伽中最講求體力的，共有240個瑜伽姿勢，以六組動作單元結合呼吸串連起來。艾因嘉瑜伽則將瑜伽醫學及科學化，藉以改善個人生理與心理上的種種毛病，因此廣為醫生及物理治療師所認同）身體訓練的吸引，不過偶爾我也喜歡「陰」的修行。我開始這些訓練時，年紀還輕，所以身體不但可塑性很強，也具有勇於嘗試新事物的熱情。一天早上，一個資深的瑜伽老師指導我們以頭倒立（Sirsasana）為第一式。她建議我們接著以彎背的姿勢落下雙腳，然後我們只要雙腳用力踢，就可以再回復頭倒立式，然後再落下。她沒有要求我們先做暖身。她的格言是，「放手去做就對了」。第一次對我而言好玩且輕鬆。她建議我們繼續做。第二次，就在我從彎背的姿勢將雙腳從地板上抬高，想要輕鬆地回復倒立時，我聽到身體內發出啪的一響，我的腰椎下側立刻感到一陣灼痛，接著我摔倒在地。

由於我初識瑜伽，下半身又有彈性，所以並不知道如何透過身體

中心移動，只是慣於驅策靈敏的脊椎。我已經造成脊骨錯位（vertebral subluxation），或脊骨錯誤移位，損害到神經，使得細胞和腦部之間重要資訊的傳達受到阻礙。復原是一條漫長的路，在此過程中有許多必須學習的事物。我找到了脊椎指壓療者和針灸師，也發現我必須強化身體中心的力量。我向蓋瑞・柯拉夫索（Gary Kraftsow）和德西卡察（T. K. V. Desikachar）學習治療性的瑜伽，因此轉向另一個重要的方向。很可惜的是，我已經失去高度彎背的能力，但我很快就恢復積極的修習而不會感到疼痛。

我的背傷激發我去找保羅・葛瑞理（Paul Grilley）學習一種比較不普遍的瑜伽，稱為陰瑜伽（Yin yoga，陰瑜伽強調被動的地板姿勢，並停留不動，與恢復姿勢〔restorative postures〕很類似，但不盡相同）。保羅在此時期採行的訓練方式是沉靜且專注於內在的修習。他會做出一個姿勢，讓我們都跟著做，保持內心的專注，直到他改變姿勢，表示我們也要跟著改變。這樣修習了幾個月後，我開始注意到我的背部下側似乎每天都在慢慢復原，也更為舒服了。積極流暢的修習使我的腹肌和背部下側肌肉持續發展出一種集中的穩定，同時陰瑜伽的修習也似乎將氣（生命能量）的循環導入我脊椎最深處的部位，更新關節的潤滑液，並增進脊椎的康復。

我喜歡每次上完陰瑜伽課之後的感覺，這使我更想知道這些固定不動的瑜伽姿勢，如何影響我的彈性以及身心健康。我已經知道瑜伽的能量體，但覺得如果我也可以對「經絡」（meridians，中醫對能量通路的用語）和器官健康略有所知的話，便可以使我的個人修習變得更深、更廣。那就像是重疊兩張透明的地圖，因此可以更清楚地顯示出我的整個內部結構。當我得知經絡系統的平衡會影響內在與身心之間的統合時，我便有足夠的動機去修習陰派的姿勢；這不只為了使我的動作更敏捷，更為了安定並補充我的生命動能和思想的明晰度。

我固定練習時雖感到更健康，卻不知道特定的姿勢會造成特定的改變。例如，我不明白為何我在做過坐著劈腿前趴的姿勢後，經常敏感泛紅的眼睛會變得清澈。當時我並不知道肝的經絡沿行在雙腿內側，並與眼睛的健康相關；我只知道感覺好多了，而那樣就夠了。

將中醫與瑜伽融合

當我開始閱讀更多關於中醫和道家基礎的書籍後，我的瑜伽變得更熟練也更好了。那就像學習當我自己的針灸師一樣——只是沒有用針。我學到我的修習可能影響十二條特定的經絡，以及每個器官都有許多能量因素，可以對我的身體情緒和心靈造成影響。我開始根據哪一部位需要關注去編排每天練習的姿勢。例如，當我得知腎氣失調的症狀是什麼時，我立

刻看出那正是我身體失衡所在。腎氣不平衡時，可能會引起背部下側疼痛，或下半身循環不佳，或生殖器官不健康。

我背部的毛病可以說是指出我有腎氣問題的第一個線索。此外，每當我去跑步時，雙腿會因為循環不佳而發癢，而且我的卵巢有個囊腫。我愈深入瞭解經絡的觀念，就愈熱衷於找到適合我個人的瑜伽修習。為此，我將自己認為可能有助於每個人在練瑜伽時會更敏感、也更有技巧的經絡健康要義，包含在本書中。

不見得一定要是道教徒或針灸師，才能自中國瑜伽修行者累積的智慧中獲益。就如我的小叔，他是跆拳道雙黑帶，喜歡以瑜伽補充他的訓練。所以我認為，瑜伽修行者可以由瞭解中醫的相關層面而獲益。

由於瑜伽和整體體療法（holistic therapies），我的健康增進了許多；但對於我開始固定修習陰瑜伽後，整個免疫系統和生命力所經歷的改變，仍令我感到驚奇。我深深慶幸現在知道如何每天修習，以讓自己的氣達到平衡。這減輕了我的身體一度所需要的過度專注（接受許多次的針灸和指壓），使我得以將注意力轉向如何使心靈和思想更開放、更自由。

將佛教思想與瑜伽融合

我練瑜伽的頭十年，仍然缺乏認知且煩躁不定。我告訴自己，練瑜伽是為了要發現瑜伽修習者警覺且寬闊的心靈和思想，但實際上我是為了想要強健身體。我並不瞭解該怎樣訓練自己的思想，以致不僅瑜伽修習受到缺少思想訓練的影響，而且浮躁和不專心也是我痛苦的來源。

有一天，我發現自己又注意到另一本關於冥想的書時，在書店裡看到一個改變了我一生的訊號。在一張桌子上，用漂亮的書法寫了一句幾乎是在對我怒吼的標語：「冥想是進與出的唯一通路！」我覺得自己猶如被人摑了一掌。我不該再被關於冥想的書籍分心了，而是應該開始身體力行。

由於我當時去上課的瑜伽中心並未提供冥想的課程（很奇怪），因此我決定去找一個佛教團體。我曾讀過，他們和大多數的瑜伽課程不同，不只鼓吹冥想的好處，更親身力行，常常花上大量的時間。我去上了一年內觀禪修（Vipassana meditation）課後，覺得該是全心投入的時候了。我很天真地加入了十天的禪修閉關，每天打坐超過十個小時。我誤以為因為我已經練了十年瑜伽，所以比起那些沒有這種背景的人更占優勢。不必說，那是我有生以來最大的挑戰，不只因為我的不專心和浮躁（這是我預想到的），對我的身體亦然。

我雙腿盤坐，試圖完全靜止不動的坐在禪修墊子上大約二十分鐘後，便感到痛苦不堪，和其他人沒兩樣。頭幾天我覺得自己被囚禁於肉體的痛苦中，常常罵自己為何要參加。這種強烈的反應使我回想起最初對瑜伽的

反感，因此我說服自己最好繼續進行，給它一個機會。

出乎意料的，過了幾天，我開始注意到自己愈來愈能忍受疼痛（全身無處不痛），而且不必移動。雖然我習慣做陰瑜伽的姿勢時停留數分鐘，但卻從未像這樣連續許多小時靜坐不動。我所經歷的與日俱增的肉體耐力和思想的清晰，對我有深刻的影響。閉關結束後，我感覺到前所未有的開放、脆弱，但內心卻感到踏實。我決心每天要抽出時間在修習中進行禪修。

閉關之行後，我反覆思索陰瑜伽的修行，以及當我的肉體有強烈感覺時，我的情緒有多緊繃，尤其是因為我並沒有工具可以幫助我去應對身體的疼痛或思想的散漫。現在我既已知道如何禪修，便期待修習陰瑜伽可以改善我的禪修技巧，同時進行禪修也會增強我體驗陰瑜伽姿勢的能力。

就在這個時期，我開始每週一次到柏克萊佛寺去加入一個禪修團體。每一次都會有人講解佛教之道的某個層面，接著才是一小時的靜坐。過了幾星期後，我決定坐在房間後面的地方，不讓別人看見，那樣我才能在聽講時停留於陰瑜伽的一些姿勢中。這個做法對我的感覺所造成的改變，令我十分驚訝。在做過陰瑜伽的幾式後，不僅我的打坐姿勢比之前舒服多了，而且發現當我感覺進入自己的體內時，專注力更能與演講的律動連結。我覺得自己似乎不只是透過思想的理解力之門在聽演講，更是透過全身每個毛孔和細胞在體會。

過了許多個星期後，我意識到那些法教已深深地滲入我的體內。雖然我並不記得所聽到的一切，但當我在現場嘗試將教法融入身體經歷的修習時，卻可以立刻加以應用。陰瑜伽的姿勢不可避免地會啟動情感和肉體上的挑戰，因此我開始不再過於抗拒強烈的身體感覺和反應，且更願意去加以感受。由於陰瑜伽鼓勵對感官不防禦的態度，我發現這個派別的訓練是學習佛教專心原則最好的基礎。

當我的每日修習擴展到包含深思的層面時，我開始反省之前練瑜伽的動機是因為一股想要改變自己的欲望。這看起來是個健康的興趣（在許多方面也確實如此），但我意識到自己太忙著改變景觀，以致忘了時時停駐，欣賞風景。我無法珍視自己的身體（或我的生命），接受它的現況。

現在我明白，同時包含陰和陽的觀點，並持續修習到真正的成熟，是絕對必要的。我們需要時間毫無條件並輕鬆地融入內在，就如我們需要培養且掌控新的能力。只要我們總是意圖改善自己，我們便是在蒙蔽和滋養內心自我厭惡和毫無價值的魔鬼。猶如許多佛教心理學者所說的，許多人將所有的心理創傷隱藏起來，不斷試圖逃避，因此內心永遠無法感到自在。即使是表面看似堅強且沉著冷靜的成年人，也常迫切需要別人看到他們真實的一面，而不是他們的成就。

借用哲學家肯恩・威爾勃所說的母愛和父愛有相對重要性的概念，我

認爲陰瑜伽可以發展我們內在的母愛，陽瑜伽則可以加強健康的父愛。母愛與生存本身相關，父愛卻關係著演化。母愛讓我們愛自己也愛人如己，父愛卻讓我們知道總有該學的事物和改變的空間。母愛讓我們勇於接受，父愛卻讓我們有改善的靈感。有技巧的修習瑜伽，能夠使我們深入與生俱來的兩種本質：寬容的、收受的一面（陰）和活躍、積極投入的一面（陽）。這兩者都需要有相當的劑量才能使我們成長爲身心健全的成人，能夠眞心體驗自己和他人親密的關係。當我們脫離這些重要的特質時，就猶如用單腳跳躍一樣──只要最輕微的挑戰，就會使我們因失去平衡而翻覆。

不平衡的母愛或過度的「陰」所造成的陰影，表現在我們的行爲上，就會出現動機消失、自滿沉溺、覺得自己被犧牲、或漠不關心等。過度被動且無法照料自己的女人，就是最好的例證。另一方面，過度的父愛或陽的影響，會造成煩躁不滿和批判苛求，終至令人難以忍受的狂熱。缺少女性的陰原則時，身體以及更廣義的大地，就會被物化，情感遭到否定，生命中所有細微脆弱的層面都會受到輕視。陰若沒有陽的調和，會造成笨拙愚鈍；陽若沒有陰的調和，輕者可能會冷漠麻痺，重者則會變得殘酷虐待。

由於我們許多日常活動都是爲了改善而以陽爲導向，因此我們的瑜伽和冥想就需要有強烈的陰元素來修正這種人爲的不平衡。如佛教心理學家馬克‧艾普斯坦（Mark Epstein）所提議的，冥想的心情類似「最理想的父母之愛」，一種不具威脅性的環境，既不侵入（過度的陽），也不棄絕（過度的陰）。

許多年來，我努力將自己對超個人心理學的研究、對不同派系瑜伽的興趣，以及佛教的修行和內觀融合在一起。現在，我將每一種傳統看成是一張透明的地圖，彼此重疊，使我得以在內在的迷宮裡自在穿行。這些不同的傳統並非絕對的權威，而是心靈的嚮導。在本書中，我將會與你分享我在整合這些性靈訓練時的探索。我推薦你先將全書讀畢，因爲這會使你深入瞭解瑜伽與正念專注如何互補，然後你再開始陰陽瑜伽和關照禪修的修習課程。我希望本書會鼓勵你超越僅只是知識性的理解，並透過每天探索與修習的決心，使你發現自己內在的避難處，也是眞正自由的所在。

3. 經絡的理論

　　數千年來，瑜伽與中醫都相信，肉體的生存由一種活躍的能量體系注入活力，而這個能量體系雖然無形，卻是所有外在顯現的來源或精髓所在。這個基本能量，或「氣」，是最重要的生命力，也是一切活力的根基。任何動作或變化都與其相關：它使行星運轉，使我們的腦袋思考，也使我們的心臟跳動。眨一下眼睛或出現在心中的一個回憶，都是因為氣的運行。

　　古人認為，這個注入活力的能量通行於全身，而這些中國人稱為「經絡」、而印度人稱為「氣脈」（nadis）的無形通道，猶如能量之河，形成完整的網絡，連結並包含人體所有的組織和器官。這些經絡穿行於所有的組織和骨骼，潤滑關節，並連結身體內部與外表。經絡系統的力量與流通，主宰著身心的和諧平衡。能量微弱或缺乏活力，稱為「氣不足」；能量以扭曲的動作通行，則稱為「氣不順」。健康的氣具有力量穩定且通行平順的互補特質。每天固定平衡地修習瑜伽，便可消除常常會發生在每個人身上的氣不足和不順（生病的前兆）。

　　許多大師都主張經絡理論，如本山博博士（Dr. Hiroshi Motoyama）和他的學生保羅・葛瑞理。這個理論深信體內相連的組織包含一個流動性且高度敏感的能量體系，且此體系受到身體如何被對待的影響。許多智慧傳統的修行，如瑜伽、太極、氣功、禮拜（prostration）、觀想（visualization）和念咒（mantra）等，都包含強化氣的訓練，以使身心更有活力。如果我們探查這些不同的修行方式有什麼共通點，就可看出一種具有四個特定方法的模式，以協助氣的通行。

　　第一個方法是一種療癒的形式，在人體經絡通行「氣」集結或分佈的特定點用針。這是古老針灸體系的基礎，可以補充每日的瑜伽修習，有助於系統的平衡，尤其是已有疾病產生或傷害造成時。當我們的體內失去平衡，需要藉助外力來痊癒時，這種療癒的技術對我們極有幫助。另外三個方法都可以藉由修習瑜伽而得到。

　　第二個加強並儲存能量的方法，是讓身體維持在特定姿勢中，藉以拉動並施壓於肌肉組織。這個訓練可以引發身體天生的修復反應，使氣血流

入這些位置中而加以強化或潤滑,在未來時更有效用。多數運動只要固定做且事後有適當休息,都可以促進全身循環。練習智慧傳統流傳下來的動作,而不只是一般的運動,更可帶來額外的好處:增強思考能力的訓練。同時鍛鍊身體並訓練思考,可以持續增進身心健康。最後兩種影響「氣」運行的方法,都與這種訓練思考的層面相關。

第三種使體內能量流通的方法,是延長並加深呼吸。瑜伽修行者發現,控制呼吸〔一種叫做「呼吸控制法」(pranayama)的修習〕可以增加血液中的氧,使氣息以更和諧的分佈方式流通。這種訓練對情緒和思考都有舒緩和清晰的效果,而在做瑜伽姿勢,尤其是陰瑜伽的姿勢時,就可以同時練習。後面的篇章將會討論各種不同的方法。

第四種促進氣的方法,是最直接也最難的。我們必須在做動作時集中注意力。瑜伽修行者和科學家都同意,我們的思考力與能量體的品質有直接的關係。一個心不在焉的人,氣的流動必然散漫且不穩定;相反的,一個注意力集中的人,氣場的流動必定是平順的。瑜伽修行者很久以前就發現,氣會跟著我們的注意力流動。專注力集中,可以增強我們的療癒力,並將意識擴張到超越現世領域的能量。一個注意力集中的人不會有情緒上的困擾,也不會經歷氣的不順。專心且開放的思考就像磁鐵一樣,可以將氣吸向身體中心。當我們的能量凝聚於身體中心時,我們就不會再因精力散漫及情緒紛擾而分心,因此更易於進入禪修的思索和探查。集中注意力的禪修,最後會帶給你一種非二元性的意識,一種專注但開放的警覺性,使你明白空無與形體是不可分離的。

平衡的瑜伽修習可能由增進氣的後三種方法組成:所練的姿勢可以強化肌肉、血液和肌肉組織中相連結的經絡;有意識的放慢呼吸,藉以調節神經系統並強化能量的品質;以及避免意識分散,集中思考。

道家的基本思想

> 行星的移動,太陽照射,風吹,元素的存在,和人的生存與呼吸,全都靠氣。氣結合了身心和靈,並整合每個人的無數層面。提到氣,我們滿懷虔敬,因為它是生命的基礎,而一旦它受到阻礙,就會造成疾病。
>
> ——黛安·康納莉,《傳統針灸術》

道家相信,所有生命的基本要素是「無氣」,也稱為「無限」(the Infinite)、或「真空」(the Great Void)、或行動中的靜止。此與印度教中的「梵天」(天地的整體)和佛教的「空」(理智上無法定義的空泛)同義。這個無形的空間滋養心靈,也是每種生物內在之氣的要素,是所有生

存都具有的無限且無所不包的力量。

氣

> 宇宙間的一切，包括有機體和無機體，都由其「氣」組成與
> 界定。中國的思想並不區隔物質與能量，不過我們可以將氣想成
> 是一種就要變成能量的物質，或一種就要化爲物質的能量。
>
> ——泰德·卡普恰克，《沒有織工的網》

　　無限或「無氣」的力量降落到世間，就是「氣」（chi），有時拼爲「ki」或日文的「qi」，連結能量的概念和意圖的思考力，指出心智對氣的運作有重大的影響力。「氣」代表了無限的濃縮。中國人所說的「氣」，相當於梵語的「氣場」（prana）或藏語中的「氣」（lung），是性靈、心智與身體之間的連結，是一切生命的基礎，也是所有創造背後的動力。

　　「氣」通常被解讀爲「能量」、「氣息」、「空氣」、「生命力」、或「宇宙的動源」。「氣」不會被創造，也不會被摧毀，且持續經歷變化並以不同的面貌重現。這些智慧傳統相信，存在的所有狀態都是「氣」一時的表現，因爲「氣」是所有生物的生命力所在。

　　每一種生物都散發並吸收「氣」。瑜伽和道家修行者很久以前就發現，打開經絡的主要通路便可增加氣的循環，強化我們的活力，並增進我們吸收更多氣的能力。氣在我們的體內，也存在我們四周。例如，樹木會散發出不同的氣要素。我記得本山大師建議我們找到自己所愛的樹木去靠近，在固定的時間坐在樹下，樹木所散發出來的氣便有助於平衡我們自身體內的氣。他也說，有時候和某些人在一起時，我們會有很好的感覺，就是因爲這些人所散發出來的氣與我們內在的氣投合。同樣的，當我們和某些人在一起時，會有種奇怪且不安的感覺，雖然我們甚至並未和他們交談，便是因爲他們散發出來的氣與我們本身的氣並不相容的緣故。

陰和陽

　　道家的瑜伽修行者認爲，當「氣」濃縮到肉體的領域中，就會分裂爲互補的兩極，稱爲陰和陽。「氣」在變化的循環中不斷重新配置和散佈，以不同的方式持續現形。這兩種能量的本質相同（兩者都是氣），但反映出能量的不同特性，且兩者無法分離，可說是所有創造物內在生存的正負兩極。

　　道家用著名的黑白圈來表示這種能量在肉體現實界中的呈現。黑的一側代表「氣」的陰層面，包含黑暗、難以看見或隱藏的因素，通常與山的

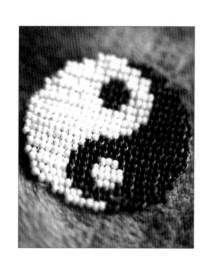

背光面相連結；白的那一側代表「氣」的陽層面，包含現實中明亮、明顯、表面的部分，也就是山向陽的那一面。這兩種層面形成一個圓圈，表示生命循環的本質和天然的和諧。雖然它們看起來是分離且對立的兩極，但將其分隔的線卻非直線，而是一條S形的曲線，表示這兩種並重的要素永恆交纏，就像兩條不斷交會的河流，一邊持續變化並變成另一邊。這兩者相互依存，不可能單獨存在，如兩側中另一色的圓點所顯示的。所有的存在狀態都是陰氣與陽氣混合的暫時顯現。

同樣的，瑜伽對於身體修習的用語——哈達（hatha），也反應出這兩種完全不同卻互相結合的氣：「哈」是溫暖的、陽光一般的顯現（出自日神Surya），「達」是冷的或月亮的元素（出自月神Chandra）。哈達瑜伽就是「哈」和「達」的結合，也是「陰」與「陽」能量的平衡狀態。「陰」和「陽」兩個用語反映出同樣並存的對立兩極。

當我們稱某物爲陰時，是指此物較爲陰冷，不動，或隱藏，或位於中心，女性化，也比較接近地球；相反的，陽的事物是比較溫暖，柔順，或表面，或男性化，也比較接近天空。這些用語是相關的，也就是說，它們並非存在於眞空中靜止不變的獨立事實。由於它們係屬同源，在不同的時間，其中之一會比另一個明顯，但它們恆常處於彼此對話的狀態，找尋與對立能量互相交流的自然平衡。

「陰」和「陽」是形容「氣」顯現的兩個形容詞，常被比較性地使用。以人體而言，下半身較接近地面，所以屬於「陰」；而上半身較接近天空，所以屬於「陽」。身體內部接近中心且是隱藏的，所以被視爲「陰」，與身體外部的「陽」對立。骨骼和連結骨骼的組織（韌帶）比較接近身體中心，因此被形容爲「陰」的組織，而皮膚、肌肉、筋膜則可以被稱爲「陽」的組織。

運用這種陰陽的類推，任何牽涉到有韻律的動作和肌肉運動的修習，都可被視爲陽的修習，雖說有些姿勢比其他姿勢更明顯的屬於陽。陽瑜伽的修習主要是爲了強化和拉長肌肉，同時也增進器官、骨頭、循環系統和呼吸系統的健康。這涵蓋了哈達瑜伽的各種派別，包括艾揚格瑜伽、阿斯坦迦瑜伽、阿努薩拉瑜伽（Anusara）和熱瑜伽（或高溫瑜伽，Bikram），以及其他諸如跑步、騎單車、游泳或健行等活動（但這些運動通常也包含了陰的層面）。在進行陽的修習時，陰的組織也會受影響，但重點放在肌肉的運動，而姿勢只停留短暫的時間，同時也促使「氣」主要分佈到陽的組織中，促進心智的活動和反應。

相反的，主要是靜態的修習會讓許多肌肉群變得柔軟，同時在骨骼拉開時增加關節承受的壓力，這可被視爲陰的修習。在陰瑜伽中，陽的組織也會被拉開並受到影響，但身體維持靜止的狀態愈久，就有愈多的氣會集中於較深層的陰組織中（骨骼和韌帶）。當我們保持靜止時，我們生存的

陰層面——思索的、接受的本質就會增強。我們可以依照個人的意願選擇修習不同的瑜伽姿勢，端視我們想要身體的內部或外部受到更多影響，或我們想要增強接收的能力或變得活躍。這兩種瑜伽各有千秋，而且理想上我們最好兩種都學，才能讓這兩種互補的修習增強我們身心的活力和耐力。

當目的是要我們的陰組織維持健康的能力時，就必須瞭解，我們不可能以增強肌肉或陽組織的同樣方式去進行。陰組織不像陽組織那樣包含較多的液體，因此本質上較無彈性，不具有延伸或拉長的能力。陰組織必須以溫和的方式拉扯和施壓，才能在其天生的動力範圍中維持柔軟度，並滋養通行於其中的經絡。

爲了維持或滋潤健康的陰組織，必須採行適當的方式。我們必須以陰的方式去做瑜伽。也就是說，我們不能在短時間內更換姿勢，以肌肉的動作使骨骼靠在一起（這是鍛鍊陽組織的技巧），而是必須溫和地將骨骼拉開，施以適當的壓力，保持靜止一段時間，讓肌肉維持拉開但不加以勞動。由於韌帶並不含有很多液體，所以反應不會像陽組織那樣快速。因此在陰瑜伽中，每個姿勢不只停留數秒鐘，而是數分鐘。

陽的修習與生理復健有些類似，陰修習的穩定施壓則類似伸展的療癒方式。在拉張伸展中，骨骼被慢慢拉開，並長時間停留在某些狀態下。每一次停留三到五分鐘的姿勢，並不是要拉長韌帶，而是要將韌帶適當地擴充，促進氣在韌帶部位的循環，以觸發身體對壓力的自然反應。

當我們以溫和的方式適當地對韌帶施壓，每一次韌帶回復原狀時，都會變得更強一點也更有韌性。我們只要持之以恆，就可以終生保持關節的彈性。有技巧地修習帶動氣的運行，甚至有助於在某些已妥協的部位激發老化組織的療癒。

例如，我們可以練習眼鏡蛇式（Cobra Pose，或 Bhujangasana），雙臂彎曲，運用背部肌肉，活動雙腿。維持這個姿勢數秒，然後重複數次。這是陽的修習，因爲目的是要增加氣進入肌肉組織內，以幫助身體彎曲。氣的分佈著重於脊椎兩側的肌肉，和流入背部以及手臂與雙腿的血液。

相對的，我們可以採行同一姿勢，將雙臂伸直以支撐身體，放鬆背部的許多肌肉群，雙腿保持被動。這就是陰的修習，稱爲海豹式（Seal Pose，見43頁），促使大量的氣流入脊椎兩側的連結組織（縱韌帶），並增進氣在通過這些組織（也是腎臟的經絡所在）之能量通路的分佈。我們也可以選擇做這個姿勢時，運動某些肌肉但放鬆另一些肌肉，端視脊椎的感覺是否合適而定。在任何姿勢中應該運動多少和放鬆多少，由每個修行者自行判斷，且只有透過主觀的經驗才能知道。

就像眼鏡蛇式一樣，許多瑜伽姿勢都可以有陰和陽的修習方式，可以將「氣」分佈於陰的且較無彈性的中心組織與骨骼，變成將氣分佈於陽的

較有動能且表面的組織或肌肉。這使我們可以很有創意地去整合這兩種派別。有些人覺得一天強調所有的陰式，接著第二天全部換成活躍的陽式，較有助益。較無柔軟度的人通常喜歡先做一些陽式的動作，然後慢慢舒緩，最後以陰式收場。身體較有彈性的人卻可能以陰式的動作開始（以避免在暖身時肌肉用力拉扯），然後慢慢變成陽式。也有些人喜歡早上時做一點陽式以激發活力，到了晚上再做一點陰式，讓漫長的一天得到舒緩。這種種選擇會得到不同的效果（參見附錄對於姿勢先後順序的建議），重點是，要學會如何適當地自我評估，注意任何的不平衡，並有技巧地運用某種修習使身心達到一種自然的平衡狀態。

當我們挪出時間來固定修習時，就要開始辨別自己的情感和整體性格是較爲內向（陰）或外向（陽）。創造一種修習以促進與我們本質對立的層面，可以直接提升我們的整體健康，也有助於擴張心理的成熟度。我們也可以包含我們較易傾向的修習方式（心情陷於沉思時，便進行靜止的修習；覺得活力充沛時，便進行較活躍的修習），但我們這麼做時，卻已經認知到，如果我們只關照本質中的一個層面而將另一個層面完全摒除的話，就不可能達到平衡。

動作快且口齒伶俐的股票經紀人，可能喜歡阿斯坦迦瑜伽的步調或熱瑜伽必要的熱度與耐力。修習這些派別可能很適合這一類人，但如果他無法察覺自己已養成速度和分心的習慣，便無法發展出退讓和思索、開放和傾聽所必要的敏感度，也是他陰本性的重要特質。結果他會忽略了在修習中（以及生活中）的侵略性和野心，養成爭鬥的習慣。雖然在競賽性的體育活動中，這種態度是很普遍的，但當我們努力要在瑜伽中產生渴望的效果時，卻會導致我們遠離內心的平靜和洞察力，造成更多貪念、受傷的危險，以及自我中心的增強。

另一種人天生安靜內向，自我保護，小心翼翼，也較爲被動。雖然她可能自然傾向於陰的修習，但如果能包含固定的陽式修習，也會使她獲益良多。她會需要加強體力和耐力，讓本性中陽的特質顯現並滋長。她可能需要藉由主動承諾和實踐去強調健康意志力的養成。當她修習陰瑜伽時，必須提升對身體敏感度的注意力，才能防止心不在焉或隱匿在被動修習的保護網中。我發現多數人都需要同時修習這兩種瑜伽，才能確保整體的健康和福祉；雖然在人生中不同的時間點，免不了要比較強調其中一種才能維持平衡。

無論我們的心理屬性可能是什麼，平衡的瑜伽修習可以使我們對生活變化的韻律更加敏感。有些日子我們覺得非常累或脆弱，這時就可以從許多陰式瑜伽、一些溫和的呼吸控制法和冥想靜坐中獲益，使我們復原並得到補給。另一些日子裡，不平衡可能源自過度的活動和對許多細節的過度經營，這會使我們的氣枯竭，也會使我們耽溺於過度的工作中。潛心修習

與呼吸和注意力有密切關係的陽瑜伽，有助於重新修正這種內在的紊亂。我們希望能透過動作而恢復活力，重新開始；但我們也必須包含陰的修習和冥想，才能對較能感受、直覺的一面造成影響。這有助於我們培養耐性，容忍較慢的步調，也可帶引我們更深入地發現自我。

雖然這兩種修習都很重要，但對多數人而言，先學陽瑜伽再學陰瑜伽，先學體位法（姿勢）再進行打坐，都比較容易。即使是非常健康、有一般活動力的成人，必須靜止不動一段時間不僅會引發困難的感覺，也會造成混亂且有時難以忍受的想法和感受。當身體在進行體力活動後休息了一段時間，肌肉會回復一般的液體含量。一個人、甚至是動作敏捷的人，在長時間的地板姿勢或打坐時生理上感受的不舒服，通常不會出現在腿窩或背部肌肉上；痛處多半是在膝蓋、臀部、薦骨和腰椎，也就是關節或陰組織的部位。

雖然保持靜止不動的挑戰似乎來自生理上的不舒服，但對多數人而言，那卻是心理問題。學習毫不抗拒地接受困難，屬於思考訓練的層面，也是人生極其實用且解放的工具。比起陽式，陰式更適宜開始打坐的修習，幫助我們在生理和心理上慢慢感到舒適。當我們學會停留在某個姿勢三到五分鐘之後，練習十到二十分鐘的打坐，似乎就不是那麼難了。

學習去察覺哪些姿勢的組合和排序，最有助於使我們的身體、心靈和思考恢復活力的過程，是每個修行者個人的負擔和特權。老師和教導在開始的過程，以及上路後不斷升級我們的選擇上，都很重要；但沒有人可以經歷別人獨特的體驗，並為我們決定怎樣的修習和生活是最好的。我們必須經過不斷的嘗試和錯誤，透過自我發現而對個人自由深感興趣，並不斷得到補充和更新，才有可能得到。

陰和陽器官

所有的物質都可依據其主要作用及與其他物質的關係，而被歸納為陰或陽。例如，如果我們討論的是身體的活動，任何瑜伽型態比起其他類的運動都是比較陰的選擇，因為瑜伽的焦點和意圖是比較內省的。如果我們轉而討論不同派別的瑜伽，那麼做一連串站立姿勢和倒立，比起上身前彎停留的姿勢，就會比較屬於陽的選擇。

說到身體本身，由於器官和骨骼都比較接近中心，因此被視為較具有陰屬性；而肌肉和皮膚因為較接近表面，所以比較接近陽。若談到器官與陰陽兩者的關係，個別器官也可以被歸類為是陰或是陽，但每個器官都有滋養的陰元素和活躍的陽元素。陰器官是指與諸如精、氣、血、神等基本物質之純能量相關的器官，會將這些主要的能量加以改變、調整和儲存。陰器官包括腎臟、肝臟、脾臟和肺。

陽器官與未消化的食物、尿和廢物等不純的物質相關，其工作是要接納並消化食物，吸收有用的成分，同時將廢物傳送並排除。陽器官包括膀胱、膽囊、胃和大小腸。

五元素的理論

當我們學習與能量相關的器官和經絡的作用（以及如何藉由修習瑜伽使兩者平衡）時，可以將大自然中物質的運作方式套用在其運作上。古道家學者藉由研究自然，來決定宇宙的哪些原則可以被應用到人的健康和福祉上。

自然的五元素是火、水、木、金、土。亞洲的古哲學家經過觀察後，選出這五個元素，並推論自然界和人體都整合了這些元素的特質。中醫運用以此理論為基準並經過時間考驗的診斷模式，分析一個人身體的不同部位與心智的交互作用如何影響健康。這五個元素象徵身體的要素，同時也是能量的五種程序。雖然不能以字面上的意思來解釋，但我們可以把它們想成是行為的近似值。

五種自然元素與五種陰器官相連結，在能量運作層面上代表每對陰和陽於平衡或不平衡的狀態。心臟和小腸的運作最像火，或上升的能量。當能量枯竭時，我們會感到寒心或心灰意冷；當能量過量時，我們會覺得氣勢旺盛，全身燥熱。其他四對，水（與下沉的能量相關）關聯的是腎臟和膀胱；木（擴張的能量）關聯的是肝臟和膽囊；金（能量的規範和溝通）關聯的是肺和大腸；土（安定且集中的能量）關聯的是脾臟和胃。與宇宙相同的，人體的每一個層面，包括心智、情感和生理的物質，都可與五種元素之間的關係相連結。次頁的圖表說明了許多成分的分類，以及與每種元素的關係。

氣的兩種內在來源

中國的瑜伽學者認為，氣的兩種內在來源不斷影響著人體。這兩種來源，一種是出生之前遺傳的能量，從我們被孕育到死亡為止都存在我們體內；另一種是後天得來的氣，是出生後才從吸收食物（穀氣）和呼吸空氣（自然的氣）培養出來的所有能量。

出生前的能量是指我們遺傳的體質。此能量在子宮裡就已經養成，由我們的基因和業力（karma，被當前的意圖與反應所束縛累積的能量種子）交織組成。這裡積存的是我們自出生到死亡都必須運用的能量。出生前的氣是注定的，一旦我們的生命開始展開後，便不會有劇烈的改變，雖說它可能依據我們的人生經驗和選擇而變得枯竭或增強。這是我們為什麼必須

	木	火	土	金	水
陰器官	肝臟	心臟	脾臟	肺	腎臟
陽器官	膽囊	小腸	胃	大腸	膀胱
組織	肌腱	血管	血管肌肉	皮膚	骨骼 牙齒 關節潤滑
控制	氣的流動 內在分佈 解毒作用	循環 滲透	消化 分佈	呼吸 排泄	生殖器官 下背健康 泌尿系統 血液淨化 能量活力
脈輪	臍輪	心輪	臍輪	喉輪	根輪 腹輪
感覺器官	眼	舌	嘴	鼻	耳
流出液體	淚	汗	唾液	鼻涕	尿
自然循環	生	長	成熟	收穫	儲存
養分	指甲	皮膚質地	嘴唇	體毛	頭髮
情緒	憤怒 悲憫	恨 愛	焦慮 鎮定	悲傷 勇氣	懼怕 智慧
顏色	綠	紅	黃	白	藍／黑
季節	春	夏	晚夏	秋	冬
氣候	風吹	熱	潮濕	乾	冷
味道	酸	苦	甜	辣	鹹

將瑜伽修習個人化，以配合身體每日需求的主要原因。出生前的氣儲存在腎臟內，稱為「腎精」，指每個人獨特的體質而言（參見第六章更詳細的說明）。

所有後天得到的內在來源，對我們的腎精都有直接的影響。「穀氣」是從食物和液體的消化得來的，可能強化或減少能量，端視食物的氣是否與我們的體質達成和諧。有些食物有助於療癒系統的不平衡，有些卻被認為有害或毫無幫助（中性），更有些則像毒藥一般使我們的系統過度負擔，無法適度消化，並排斥有害的成分。瞭解自己獨特的體質非常重要，這樣我們才能適當地照顧自己，因為有些無毒或甚至有療效的食物，對某些人的系統反而可能造成毒害。阿育吠陀和中醫都根據瞭解不同的個別需求，而創造出精闢入裡的醫療科學。

另一個內在來源，稱為自然氣，是由我們的肺吸入空氣而獲得。所以我們一定要呼吸沒有被毒氣污染的新鮮空氣，身心才能正常運作。高度污染的環境和空氣，使新鮮空氣變得愈來愈稀有，對所有生物造成嚴重的影響。在室外或者通風良好、有新鮮空氣的室內修習瑜伽和呼吸控制法，對我們的身心健康非常重要。固定在大自然中散步，對一個人的健康和每天的室內修習同等重要。

氣的作用與停滯

　　氣雖無形，卻可依據其作用而被感受到。正常的氣有許多種作用，與身、心和器官的能量和健全息息相關。這些作用包括移動、保護身體免受環境中有害物質的侵害、自我們吃的食物中提煉能量、保持血液等物質的通路順暢，以及維持可調整但平衡的體溫。

　　雖然流過脾臟和腎臟的是同樣的氣，但每種器官都被認為具有其獨特之氣，因為每種器官內部的活動都不盡相同。一如器官具有獨特的氣，器官之氣並不同於經絡之氣，而經絡之氣也有不同種類。經絡之氣流過許多微妙的通路，連結各種器官和組織，然而腎臟經絡之氣與肝臟經絡之氣的特質就不一樣。

　　健康的氣很旺盛且有動能，當其強度減損時，就是一種陰的狀態（氣不足），這是指氣的流動力微弱且不和諧。當氣無法執行重要的作用時，就會產生氣不足的現象。氣不足的例子包括長期疲累不振和常常生病。

　　當氣的動能受損時，就是一種陽的狀態（氣不順），指氣的流通不調和或未受控制，或者氣的流動停滯不順。就像池塘裡的水不流通而發臭一樣，多數疾病和病痛都是因停滯阻塞的氣造成的。

　　健康的氣具有能量的特質和流暢性，同時滋養著所有的器官和系統，並且使器官和系統的作用維持平衡。這種平衡稱為homeostasis，即維持內部環境的穩定。陰瑜伽可說同時具有預防和復原的作用。長時間不受任何事物干擾的打坐，可以影響並強化氣的陰層面，而拉動連結組織則會影響氣的分佈，增強氣的陽層面（動能）。修習陰瑜伽是藉由放慢和專心一致的體驗而改善氣的品質，這種舒緩且含蓄的態度，加上關注自己身體深層的能力，可以減輕壓力，使我們的系統釋放因沒有覺知的生活和凍結在組織中因過去創傷而累積的過度緊張。當我們靜下心來專心關注時，這種能量體的釋放，自然會有鎮定和平衡的功效，增進氣的整體品質。透過施壓或適度的壓力，也就是陰和陽瑜伽每個姿勢都會有的，可以啟動氣在組織中的分佈，刺激氣的動能，使它流過不同的經絡和器官，增進流暢度。我發現，陰瑜伽的修習尤其能強化健康之氣的基本作用，也就是強力且流暢的氣。

4. 開始陰／陽瑜伽的修習

　　有兩個很好的動機可以讓你固定修習瑜伽。第一個是，每天關注自己的內在可發展出一種出自內心的專注與良善的態度，教導我們如何療癒及完全地掌控自己。疏忽和自我虐待的模式會呈現在各種不同的習慣中。當我們藉由修習瑜伽而固定將注意力轉向內在時，我們將學會避免被困陷於這些熟悉的行為中。讓我們的心智成為同盟而非戰場，是瑜伽修習中相當具有挑戰性但也最有益的層面。學習完全掌控自己的身體並與自己為友，便奠定了充滿慈悲的世界觀，同時也是可以更進一步修習的前提。

　　第二個每日固定修習的動機，是加強我們幫助、療癒和天生愛人的能力。當我們的內在修習開始扎根時，就會為我們灌注新的活力，解除我們的緊張和日復一日被動的習慣。這無可避免地會使我們更有力量去支持別人並建立親密的關係，且不必犧牲自我。在我們禪修時加上友愛與慈悲的修習，可以加強我們的反應力，尤其是對需要幫助或受苦的人（參見182頁有關這些修習更多的解說）。

　　我們開始修習陰／陽瑜伽時，要記住陰瑜伽的活動是慢、穩且經常是靜態的，有一種中心柔軟且順從的感覺。陽瑜伽的活動是動的，一步接著一步登頂，然後才趨緩，但維持一種必須努力才能達到的中心力量。正如道家圓圈中白色那一側的黑點和黑色那一側的白點所提示的，並沒有純陰或純陽的現實，每一個平衡的陰動作都包含了一點陽的因素，反之亦然。這些不同活動方式的主要差異，乃在程度上的差別——不在於我們選擇轉變什麼姿勢（因為瑜伽姿勢本身並無陰陽之分），而在於我們修習的目標是針對陰組織還是陽組織，是直接還是間接。

　　我記得保羅‧葛瑞理曾引用道家的例證來說明陰陽的觀念。中國的瑜伽修行者相信，陰陽在人體內的力量無可避免地會從出生延續到老年。他們認為童年是處於陽的階段。出生時，身體柔軟且具有彈性，組織中有充沛的液體，且完全不僵硬。最初幾個月，我們甚至無法將頭抬起。當我們慢慢長大，便開始具有穩定的陰性大地特質，骨骼變得比較堅硬，在一、兩年間無須他人協助即可以站立並挺直。慢慢的，陽的動能和陰的穩定逐漸達到平衡，我們的體能也在十幾歲到二十幾歲時達到尖峰。

在這十年間，我們可能成為明星運動員、舞蹈家或體操選手。這段期間，陰陽的平衡加上訓練與熱情，可以使體力有極端的展現。大多數的職業競賽者只有短短一段時間具有這種表現力，即便他們的技巧與投入可能隨著年齡而改善，但仍免不了要下台一鞠躬，因為這不是透過訓練就可規避的。一個十八歲的運動選手和一個三十八歲的運動選手之間的差異，不在於技巧，而在於能力。年紀較長者已進入所謂陰的階段，亦即老化的過程。從三十幾歲開始，我們的組織自然會開始死亡，關節的潤滑液（黏稠度像蛋一樣，可潤滑關節）開始失去黏性，使我們的身體一度可能具有的優雅慢慢消減；我們的動作愈來愈不流暢，受傷的危險增加，痊癒的時間則逐漸增長。這個過程會一直持續到死亡，那時我們便完全是陰了（醫學上的「死後僵硬」狀態）。

想想看，多數運動選手受傷時，那些可能使他們失去競賽能力的傷害。問題多半在膝蓋或臀部，亦或脊椎或肩膀。換句話說，他們傷了自己的關節。這些受傷的關節抑制了氣在體內的自然流通，不僅縮減了他們的動能範圍，因而使他們的體育生涯劃上句點，更使他們的器官與整體健康大打折扣。對瑜伽修習者和運動選手而言，為了整體的健康，維持並掌握這些部位是必要的，然而關節卻無法以強化肌肉那樣的方式去增強。

肌肉對於有韻律的運動很有反應，因為那極易使其液體含量增加，帶來更高度的敏捷和力量。交互收縮和舒張肌肉，加上適度的休息，可以刺激身體與生俱來的修復反應。當我們運用任何肌肉組織時，這種天生的救援治療就會發生。身體的自然反應是增加血液的供給，將養分輸送到受壓的部位。以經絡理論的觀點來看，這個動作是激發陽氣的結果，陽氣驅動血液，使該部位增厚，也更具有動能，更容易運用。

為了擁有健康的循環、呼吸、消化和排泄系統，我們無疑必須固定鍛鍊肌肉，以陽的方式讓身體運動。任何生理活動都是一種冒險，因為關節對動作的反應方式與肌肉並不相同。關節因為不含大量的液體，因而不像肌肉那麼有彈性。肌肉的液體含量至少有百分之七十五，在劇烈運動之後更可增加到百分之九十。但是韌帶大半是由濃密的纖維組織形成，液體含量大約只有百分之六。這就是為什麼好的瑜伽老師會先適當地解釋身體構造，以確保能安全的修習。

為了在我們練習瑜伽時保護關節，我們必須學習如何移動合適的核心肌肉，而不過度用力呼吸或失去我們與深呼吸的聯繫。當我們仰身向後或彎身向前時，不應只是拉動身體，用力壓迫關節去配合不同的姿勢。我們應該集中注意力，將身體中間線的肌肉拉攏在一起，包括腿部的內轉肌（大腿內側的肌肉）、脊椎勃起肌（脊椎兩側）、背部的斜方肌（trapezius，肩膀上側肌肉），以及上臂的二頭肌和三角肌。適當的整頓身體結構和肌肉，我們就可以保持在關節的自然動能範圍內，不會做出侵略

性或冒險的動作。這樣修習瑜伽，是以安全且健康的方式練陽瑜伽。本書中所有牽涉到韻律性的動作和肌肉活動的修習，都被視爲陽瑜伽。

正如先前所言，隨著我們的年齡增長，身體的各種濕度都減少，尤其是關節囊的潤滑液，因此天生的動力也會跟著減低，所以陰瑜伽與陽瑜伽正好互補。陰瑜伽有助於防止關節僵硬停滯，也有助於活化退化的組織並滋養經絡。

維持健康穩固的關節，是人人都至爲關切的，因此，一如先前所言，學習如何在動作時保護關節便十分重要。但是關節的活動力對一個健康的身體而言是必要的，尤其是考慮到經絡理論的意涵時。當一個關節因爲受傷或缺乏完全伸展的運動而硬化時，圍住這個關節的相關組織也會跟著皺縮，使得偶爾嘗試伸展這個關節時會變得更疼痛也更有限。關節的柔軟度一旦減低，就會造成體內「氣」通路的路障或阻塞。時常擾亂「氣」在韌帶和骨頭間的自然流動，會造成一種連鎖反應，影響由陰氣所滋養的骨骼與器官的健康，也會造成心理的不平衡（後面的章節將會討論每種器官的作用）。

陰式的三原則

一個瑜伽式有三個主要原則可以滋養關節。第一個是適度做出你所選擇的姿勢。也就是要從容且愼重地做出一個姿勢，保持呼吸沉穩舒緩，如此才能偵察到我們自認爲可以忍受的深度感受。如果我們太快投入得太深，內在狀態或抵抗的情緒反而會阻礙「氣」的流通，對能量造成更多的干擾。相反的，如果我們不要過度用力，避免任何強烈的感受，允許這些部位的動力完全擴展，其拉力和壓力便可刺激「氣」的流動。

如果我們必須動到脆弱、受傷或過度柔軟的部位，就必須做到兩件事：第一，我們只要點到爲止，做出一點姿勢，足以激發「氣」的流通，而不要過度拉扯。第二，我們必須持續專注於這個姿勢所引起的感受，藉此強化襌定的專注力，並放鬆疼痛的關節四周的僵硬。當然，我們也可能需要使用道具：用修飾和變化來支撐受到傷害或不穩固的部位。開始做這些調整時，有一個技術好的老師協助會大有功效，不過本書中許多的變化式也顯示了可以如何調整。

保養關節的第二個守則是保持靜止和肌肉的柔軟，聽從地心引力的導引。當我們移動時，氣會顯著地在肌肉和筋膜中流動。練習陰瑜伽時，我們的目的是要將氣聚集在骨骼和關節內，因此必須減少動作，並停留在某個姿勢中。有時候我們必然會感覺肌肉組織更加濕潤而更進一步地投入某個姿勢；但有時候我們必須接受自己在太短的時間裡做得太過火而往後退回。這種調整是絕對適宜的。有時候我們也可能覺得雙腿麻了，想要暫停

下來按摩腿部，等雙腿恢復知覺後再繼續練。

　　停留在某個姿勢一段時間，使我們可以發展陰瑜伽順從和觀察的特質，願意對不舒服的體驗有更多包容。我發現，在做過一系列陰瑜伽的姿勢後，通常會有一種感覺，類似接受過長時間針灸治療後的效果。我的身體開始感到放鬆且自在，思路也因感覺經過充分休息而變得非常清晰。我的針灸治療師稱這種感覺為「針幸福」。

　　第三個要點是每個姿勢要停留一段時間，才能透徹地滋養經絡。就像針灸一樣，針灸師插針下去後，並不會立刻把針拔出來，我們需將氣引導到特定的通路，以精鍊的能量幫忙活絡每一個器官，而這需要時間和耐性。我喜歡空出一段時間，不必去想已經過了多久，放開心胸輕鬆地體驗當下。對剛開始進行這種修習的人，我建議每個姿勢停留一到三分鐘，雖說我最常教導和自己例行的時間是五分鐘。我發現三分鐘對許多人已經很具挑戰性了，再多個兩分鐘是培養忍受不舒服感之能力的訓練基礎（前提是不覺得冒險）。

　　一旦我們明瞭為何和如何做出一個姿勢，並選擇其中之一來練習時，我們的注意力首先應該放在身體中心的呼吸。我發現緩慢的勝利式呼吸法（Ujjayi）最能使我們的思緒安定下來，並有助於能量的均衡狀態（參見102頁）。呼吸控制法直接影響氣的分佈，而且可以在練陰瑜伽時，以很有效率的方式摻雜修習。（下一節我將更仔細地討論這一點）

　　穩定且有韻律的呼吸就像一個氣壓計，可以測出我們的修習有多熟練。只要我們小心注意，更可藉此加強我們的偵察能力，測出任何過度激烈或身體過度運動的傾向。當類似在海底深處湧流的波浪變得破碎且凌亂時，我們就必須化解身體承受的這種強度，才能與內在的呼吸波動重新取得聯繫。

　　一旦我們與流暢無阻的呼吸韻律整合後，便可善用觀察的天性。由於姿勢本身並不需要多想，我們因而可以將注意力轉向比較微妙的體驗層面。

練瑜伽時要注意呼吸

　　瑜伽修行者（和近代的科學家）發現宇宙氣息（prana）流動的某些模式，代表我們的意識狀態。傳統的看法是，上半身的能量或風（vayu，風神），與吸氣相關，一般是上升後流出，稱為「氣息」，與代表整體生命力的「氣身」（Prana）並不相同。道家認為這種上半身的風是心的能量，與火元素相關，因為火也是往上升的；相反的，下半身的風與呼氣有關，會往下降後再流出，稱為「下行氣」（apana），或腎臟能量，像水一樣地往下流。印度和中國的瑜伽修行者都會修習一種呼吸法，試圖將體內

這兩種對立的風推向身體中心和彼此。這種修習將能量聚集在中央的通路，印度人稱為「中脈」（sushumna），藏人稱為「優脈」（uma），相當於道家的「中脈」或「督脈」，即「推進的通道」。當呼吸的這兩個主要層面在我們的身體中心相撞擊並混合時，我們的意識便會敞開，進入天生的沉思狀態，創造出一種具有洞察力與智慧的內在氣息。

要影響我們體內氣息的流動，便必須將注意力投注於呼吸上，因為呼吸是體內循環的主要觸媒。要記住：氣息隨著我們的注意力而流動。當我們停留在陰瑜伽的姿勢中，這會成為我們注意力的自然焦點；在修習陽瑜伽時也有可能達成。將我們的注意力集中於流暢的勝利式呼吸法（參見102頁），吸氣五秒鐘，再呼氣五秒鐘，我們的焦點不只在於呼吸的長度和深度，更在於呼吸的方向。當我們吸氣時，注意力從胸腔、也是我們最先感到吸氣之處，延伸到骨盆腔，運用我們的注意力來促進從上到下的流動。當我們呼氣時，則逆轉了這個模式，從會陰向上流回心臟中心。

我們繼續以這種方式呼吸，上半身和下半身的風就會開始交合，當我們吸氣時增加呼氣吸入能量的利益，同時強化吸氣時呼氣的影響力。不久之後，我們將注意力放在肚臍中心後側（胸腔與骨盆腔的交會處）的時間就會逐漸增長。這個部位是身體的力量中心，也是知覺所在，稱為「生命力精神」（Prana-mind）。當我們平衡時，這個部位會經歷一種自在和寬敞的感覺。當我們被擠壓在這個部位時，同時也阻擋了內在力量的來源。負面的情緒、壓力和緊張都會累積在腹部中心，當我們在修習時和在其他的任何時間，溫和地聚焦於這個部位，這些停滯的模式便會開始解除。

將呼吸聚集在中央通路和腹部中心，就成為可以汲取精鍊能量的來源。當我們不斷向身體內部注入能量時，便創造出一個平衡能量的貯藏庫，可以視身體需要而將能量導向不同的區域。

5. 陰瑜伽中的器官健康

　　器官的健康，對我們的整體利益是最重要的。只要我們明白器官在生理、能量和心理等層面的重要性，就會有更強烈的動機去發展出一種可以滋養、保護、甚至幫助療癒內臟器官的瑜伽修習。當我們開始瞭解自己的身體狀態和其可能的弱點時，就能夠學習安排各種姿勢的最佳順序，使身體得以保持平衡。

　　中醫對器官作用的判斷，不僅在於器官在身體構造上所扮演的角色，也在於其能量結構。雖然器官的運作有相互依賴的影響，但每個器官的生理、能量與情感作用，對精神身體健康都有直接的貢獻。

　　中醫認為器官與通行其中之經絡的健康，有密不可分的關聯。每一個陰器官和經絡都有一個互補的陽器官和經絡，兩者的關係如姊弟般密切。這表示，我們對其中之一的做法會立即對另一個造成影響。一對陰陽器官雖然在生理構造上的作用不同，但其能量、情感與精神本質卻緊密交纏，因此在本書中，我只有在描述每一種陰器官時會按其差異加以分類，而對互補的陽器官則只就生理構造上簡短描述。

　　人體主要的經絡共有十四條，其中十二條是固定的，且可以藉由修習瑜伽而得到正面的影響。這十二條陰和陽的經絡，分別與六對陰和陽的器官連結。腎臟（陰）與膀胱（陽）配成一對，肝臟（陰）和膽囊（陽）一對，脾臟（陰）和胃（陽），肺（陰）和大腸（陽），心臟（陰）和小腸（陽），還有包住心臟的心包（陰）和三焦（triple heater，陽）。另外兩條主要的經絡並沒有與特定的器官連結，而是通過身體中心，一起控制全身的陰和陽。這兩條經絡稱為督脈（Governor Vessel）和任脈（Conception Vessel）。

　　有五個固定的陰經絡器官（腎臟、肝臟、脾臟、肺、心臟）與五種基本情感相關，直接影響我們如何體驗這個世界。我們感受到的每一種強烈情緒，都直接影響我們的經絡和器官，並對其作用造成衝擊（例如，此後我提到腎臟或肝臟，都是指經絡與器官一起的作用）。一旦失去平衡時，腎臟與恐懼、害怕相關，肝臟關係著生氣和嫉妒，脾臟關係著執迷不悟和憂慮，肺關係到悲哀和傷痛，心臟則關係到憎恨和消沉。不平衡和過度的

情緒會導致疾病和病痛，正如營養不夠的器官和氣不足會激發不安的情緒。固定修習陰陽瑜伽可以促進氣在這些電磁場通路（經絡）中的流動，強化每個器官的功能，解除經絡中能量與情感的障礙，並帶給我們思想和感覺全新的活力。陰瑜伽的修習因爲沉靜且不過度用力，尤其能賦予我們空間去完全消化經常攝取卻無法全部消化的情緒。

在接下來的篇章中，我將敘述每一對經絡器官對整體健康的重要性，並解說四種可以活化每一組器官，且重新注入生命力的陰瑜伽修習。可以滋養這些深層經絡的陰式瑜伽，總共只有約十二式，因此這些姿勢在不同的順序中不免會重複出現，以創造特定的強化效果。每一個姿勢都會影響許多經絡，但我在每一章都會列出一對特定經絡，經由特定順序的練習，可以使其獲益最大。

6. 腎臟和膀胱

　　中醫認為腎臟和膀胱這對經絡和器官的組合，是其他所有器官陰陽平衡的基礎。它們就像原始的雙親，是生產、變化和再生的基礎。腎臟經絡向上流過身體的內部和中心，膀胱經絡則向下通過身體的整個背部，而腎臟又與膀胱相通，這兩者是生命能量的倉庫，必須維持平衡，其他所有器官的作用才會正常。因此，我選擇以它們開始來討論器官的健康和陰瑜伽，並推薦你從腎臟的姿勢開始修習，且在往後的日子裡經常回頭來做這一系列姿勢。

　　中醫認為腎臟掌管能量的運行。在以下關於特定器官與經絡組合的篇章中，雖然陰陽配對的器官在身體結構上的作用不同，但其能量與精神本質卻多半極為相似，因此我僅就其獨特的生理特質加以描述，而在每一章中另外列出每一組的其他特點，如腎臟與膀胱的能量特質或脾臟與胃的精神特質等等。

生理特質

腎臟

　　腎臟位於腰的部位，在下排肋骨後面。腎臟每小時要過濾十五加侖的血液，將血液淨化後分解為身體需要的養分。腎臟負責平衡體液，控制血壓和血糖的代謝。當此作用受到干擾時，就會出現高血壓和中毒，以及下腹搔癢、身體腫脹和排尿困難，下半身的循環也會很差。

膀胱

　　腎臟通向膀胱，後者是與前者互補的陽器官。膀胱儲存尿液，而我們透過尿將體內液體的廢物排出。膀胱極富彈性，可以裝一點或很多尿，此作用不僅與生理能力相關，也與心理的彈性相關。膀胱經絡是體內最長的一條經絡，共有六十七個針灸點，可說是經絡系統中的高速公路。最重要的，在十四條經絡中，除了督脈之外，膀胱經絡是唯一通過腦部的。

能量特質

腎臟與膀胱之器官與經絡組合

> 腎臟是火和水的宅第，也是陰和陽的住所……生和死的管道。它們連接過去和未來。
>
> ——法藍卻斯卡．戴須拉格（Francesca Diebschlag）

中醫認為腎臟存有最重要的氣，稱為「精氣」。精氣是所有生物都會有的，也是成長與衰退的要素，與我們的世系、遺傳的體質和區分陰陽的能力相關，也是構成每個器官實體的重要元素，賦予生命活動的能力。

精氣控制骨髓的生產和骨骼的成長與修復。柔軟且含有高度脂肪的骨髓比骨頭輕，充塞在頭蓋骨、脊椎骨、肋骨，以及兒童四肢骨頭的中空處。我們的血球就是由骨髓製造的。紅血球在粗大的骨頭內產生，負責輸送氧氣；白血球由扁平的骨頭製造，有助於免疫反應。如果腎臟精氣不足，對兒童而言，他們的骨頭會變軟，對成人來說則是骨頭會有問題或免疫系統變差。

腎臟儲存我們的生命能量，其能量的健康掌控下背、生殖器官、泌尿系統、腸道的整體健康，以及身體所有的液態系統，包括關節的潤滑。如果我們的背部變得脆弱或受傷，或我們感到並非由肌肉所引起的背痛，那就是腎臟出了問題。我們可能重複傷害了下背部，並希望藉由增強下腹或背部肌肉來復原，但唯有強化腎臟的氣才能根治。

當我們能量低弱、在緊張的狀態中加班工作、過度投入、或雖然已經筋疲力盡卻仍繼續衝刺時，腎臟也具有進一步提供精力的功能。學習發展合適的生活節奏並過一種平衡的生活，對腎臟和其他所有器官的健康是必要的。

在五元素的理論中，腎臟最接近水的元素，因此與體內所有流動的系統相關。由於人體大約百分之六十至七十是由水分所組成，所有細胞組成的系統都浸潤在液體中，腎臟的健康更直接衝擊所有液體系統的濕度。這些系統包括血液和循環系統、淋巴系統、內分泌系統、泌尿系統、汗水、唾液、淚液、下體分泌物和乳汁。

假如我們因為身體狀況或生活方式而使上半身熱度增高，火能量的灼熱便會損害腎臟，影響能量平衡，造成健康問題。胃部愈灼熱，腎臟就愈衰弱。這表示，一個體內有過多火氣的人，如果吃辣的食物又修習熱（陽）瑜伽，讓上半身做出許多姿勢，他的腎臟以涼濕氣來平衡身體的能力就會減弱。胃部過度灼熱也會使下半身的循環變差，造成腎臟能量的衰竭。

被動的陰瑜伽以劈開式（蜻蜓式）拉動大腿內側，長時間停留的背彎則可以拉長前脊椎並壓縮後脊椎，刺激氣在縱向韌帶內流通，所以是滋養腎臟氣的絕佳方式。這不但有助於降低身體過高的熱度，也可強化腎臟的冷卻能力。腎氣也與我們的聽覺和耳朵相關。

情緒特質

在許多姿勢中保持靜止不動，無疑會牽動許多情緒。當我們聽由感官的駕馭時，便有機會感受所有在體內產生的感覺，使我們有時間浸潤在自己的情緒中，且不必一定要為這些情緒採取任何行動。

我們可能對臀部無法放鬆而感到失望，或因長時間停留在背彎的姿勢而感到懼怕。我們修習的時間愈久，就愈能注意到情緒的多變，注意到我們前一分鐘感到生氣，下一分鐘卻變得高興，一下子覺得氣餒，一下子又活力充沛。長時間停留於某種姿勢時，我們可以將注意力轉向這些多變的情緒，追蹤瞬間的生存狀態，這樣可以增進情感的彈性和強韌。

我們常在不知不覺中養成因困擾的情緒而感到挫敗或沮喪的習慣，並立即認同這些情緒。透過瑜伽的修習，我們可以學習柔軟的抵制或承受，並仔細檢視這種抵制的動力。無論內容是什麼，我們都要訓練自己去加以體驗。這種對我們所經歷的情緒保持專注且不批判的能力，會自然而然地將痛苦掙扎的經驗，轉變為迎接挑戰的態度。後果並非我們原先可能害怕的造成更多痛苦，而是更開放的心態。

一般人都有一種錯誤的概念，以為我們應該要有控制或消除疼痛的能力。瑜伽的姿勢雖常會使身體被阻礙的部位得到一些抒解，但只要我們仍活在這個身體中，就得忍受不舒服的疼痛。我們不該期望練瑜伽會使疼痛奇蹟般地消失，而是要運用這些姿勢來幫助我們專注地關懷身體的深層感受，無論我們體驗到的是快樂或痛苦。

如果我們想學會如何回到身體的家，就必須住在身體的每一個角落，無論我們是否生病、受傷、衰老或行動不便。陰瑜伽的每一式都提供一個機會，讓我們可以爬入體內待上一段時間。當我們保持靜止不動時，便可透過呼吸，全心全意去感受，而不必因期望有某種特定感覺或創造出一種特定結果而感到有負擔。

有些日子裡我會感到不滿和不安，但當我開放自己，不加評判地去體會這些感覺，即使只是一下子，對我的身心都有治療和復原的效果，令我一再感到驚訝。我學到，這些情緒就像飛掠而過的雲，無須推動或緊握不放。

我尤其記得九一一事件的那個下午。我妹妹的住處離世貿雙子星大樓很近，因此我深感難以置信、憤怒、焦慮和痛苦。我聽了一整個早上的新

聞評論後，感到難以承受且筋疲力盡；到了下午，我覺得有點麻痺和衰竭，我需要從充塞在各頻道的資訊中撤退。我在客廳的陽光中坐下來，開始練陰瑜伽的姿勢。即使我身陷於無法置信之中，憤怒地哭泣過，然而我練得愈久，就愈能感受到一種療癒力慢慢浮現。當我經歷那一切轉變的情緒並繼續溫和地修習時，感覺就像那是我在當時最能表示關愛的行動。過了一小時後，我變得清醒、強壯，且已準備好當晚出門開始教授一門陰瑜伽與貫注精神的課程。要不是我在那一天練了瑜伽，對我的身體、情緒和心理狀態造成整體影響，我便不可能有體力或情感上的力量去提供一種支持的氛圍，讓其他人可以感受傷痛並消化他們的情緒。

中醫認為情緒只是氣的一種表現，無關乎好壞。表露出哪種情緒並不重要，重要的是讓這些情緒順利流通，不加以壓抑或阻礙。每一種長時間困擾的情緒，都會影響器官和經絡的健康，而器官和經絡系統任何的不平衡，都會造成特定的情緒傾向。當腎臟失去平衡時，情緒主要偏向懼怕。我們可能緊抓住某些事物或某些人，明顯地害怕放手或缺乏信任，不管是對自己或他人。腎氣失衡與各種恐懼相關，例如怕高、怕水、怕人或新的地方或性愛，以及理所當然的，怕死。由於我們所有人都很常感受到這些懼怕，因此我們應該要知道，當我們因為某種懼怕而受到限制時，就是在消耗腎臟的能量；而一旦我們的腎氣不足，就會更容易感到害怕，這兩者是互相影響的。

相對的，當我們的腎氣平衡時，會體會到一種情感上的能力，激發天生的溫和、開放和根本的智慧。不過我們必須明白，器官並不會造成情緒，因為所有的情緒都根源自心臟，然後通向不同的器官，並可能會對這些器官造成損害。

> 我們若想決定某種情緒來自於哪一種器官，答案總是一樣的：所有的情緒都起源於心臟。皇帝內經素問篇（Su Wen）第八章說：「心為主，是神明之源。」我們若把「神明」解釋為意識，便可以說所有的情緒都在我們的意識內產生。只要心臟及其意識的作用正常，情緒就會保持平和，像一個治理良好的國家。

> ——江永平博士，DOM

當我們的生命能量順暢時，修習陰瑜伽將有助於維持並增進這些天生的能力；當我們感覺不舒服時，停留在陰瑜伽的姿勢中，也可以使我們辨識出反動的情緒，例如懼怕，並以滋養的方式加以探查。我們會學習如何放開對強烈感覺和情緒的抗拒，轉向（而非轉離）在體內升起的情緒。這種經典的專注訓練可以藉由觀察一種情緒的移動，而不需一定要將其表現

出來，以抵銷此種情緒的毀滅性。這稱為「參與的觀察」。

舉例而言，當我們停留在彎背的姿勢時，隨著時間拉長，我們可能會驚慌且腰椎會有一種擠壓感。當我們將注意力放在背部的感受，並讓驚慌的感覺竄流過體內時，就等於給內在生命更多空間去體驗事實，沒有心理上的壓抑。結果，一件奇怪的事發生了：原本的恐懼感被注意力滲透，產生了一種警覺的容許。

從這個有利點，我們可以確切地探查任何情緒的構造。當我們發展出一種敏銳的感覺，可以看穿我們的行為模式時，就可以檢視發生在體內的整體機制。懼怕不是一種可以貼標籤的靜止狀態。仔細探究後，我們可能會發現懼怕的背後有各種情緒起伏，以及因未經探查而最後常會被誤以為是事實的內在對話。我們在每個姿勢所停留的時間，讓我們可以審慎地穿透這些情緒障礙。在這五分鐘裡，我們並沒有要完成任何事情，所以可以讓時間消耗在對內的專注上。

當我們對自己的說詞提出質疑，並沉浸在純粹觀察的過程中時，先前被懼怕所遮掩的直覺和洞悉，便有機會穿透恐懼而顯露出來。當我們持續在一個姿勢中放鬆時，便會在體內創造出佛教心理學家馬克·艾普斯坦所說的，「一個穩定的環境」。就像一個理解的父母親對待一個難以相處的青少年孩子時，並不會拋棄他們，也不會折磨他們；我們為恐懼造就了一個不再披戴甲冑加以抵制的存在空間。造成痛苦的原因並不是這些感覺本身，而是抵抗、否定、或表現這些感覺的習慣和衝動。

當我們平靜地觀察內在感覺的起伏時，就開始與它們息息相關，給它們活動的空間。結果是，我們會覺得情緒如海浪般波濤洶湧，但最後終會平靜下來。剛開始修習時，各種難受的情緒可能會在我們的體內湧流，但隨著時間拉長，我們對像恐懼之類的狀態既不壓抑也不反應時，便學會了如何活在對身體、心靈與思考冥想意識的直接體驗中。意識是情緒成熟最安全穩固的基礎。

精神特質

腎臟與短期的記憶、意志力和健康的渴望相關。腎臟的能量不足時，會難以完成任務，精力和性慾會減低，而且沒有力氣去完成計畫。我們可能會覺得意志力減弱，且內心茫然無措。氣不足時，我們會覺得無法擺脫不舒服的感覺。我們沒有精力，思緒紊亂如一團糊糊。國家健康機構的研究顯示，當我們有否定的想法且不加以挑戰時，我們便會真心相信，且思緒也會反應這樣的想法。這會使整個精神身體狀態捲入一個漩渦中，可能導致消沉、痛苦和不健康。

在這些時候修習陰瑜伽可能很有助益，因為身體做出陰式並不需要太

多能量和努力。當我們放鬆地做出一個姿勢時，就有機會從一個新的角度去觀看心智思考的內容，那樣，我們便可認出從反應模式所發出的聲音，並且不再完全相信這些聲音。我們學會觀察思想的起伏，不再堅持我們對自己所說的是絕對的事實。想要發展這種傾聽內在的能力，我們只需坐到地板上，心甘情願且審慎地將注意力轉移到生理和心理的體驗。

和腎臟的原理一樣，膀胱通路的失衡會導向沒有能力應付生活及害怕改變，這是對健康十分有害的兩種障礙。腎臟和膀胱經絡器官對我們身心的影響，與位置接近腦部中央的邊緣系統（limbic system）直接相關。

邊緣系統有許多重要的作用，包括控制睡眠週期、胃口和性慾、促進情感交流、調節動機及制定思考的情緒，將外在的經歷加以篩選後，與情感狀態整合。邊緣系統會記下內心認為重要的事件，並累積情緒激動的記憶。邊緣系統出問題時的跡象包括：情緒低落、煩躁不安（與心臟經絡器官的作用也有關係）、否定的想法、躁鬱症、沒有能力制定計畫或解決問題，以及沒有組織能力（與肝臟的氣作用也有關聯）。

邊緣系統對心情和態度的控制，可能增強肯定的情緒或否定的情緒，對存活極為重要。我們的整體情感記憶主導著心智的情緒狀態，因此我們有愈多穩定且正面的經驗，就愈可能感到樂觀。受虐、意外傷害和災變等造成的情感創傷，也儲存於邊緣系統深處，影響著我們未來的生存能力。

神經科學家認為邊緣系統必須保持冰涼且不活躍，這樣我們的情緒才會穩定。當邊緣系統灼熱且過度活躍時，否定的情緒便會影響結果。灼熱的邊緣系統會使我們比較可能以否定的方式去詮釋一件不好不壞的事，或甚至是好事。研究指出，女性在荷爾蒙週期，包括青春期、經期、妊娠期、生育期、受乳期和更年期，邊緣系統深處會變得比較活躍和灼熱，而這種過度活躍可能導致消沉和焦慮。

冥想和修習陰瑜伽可以使緊繃的肌肉放鬆，並且透過深入思考去觀察內在的氣，因此當我們修習時，中樞神經系統會變得安定，邊緣系統也會冷卻下來。如果我們也選擇做供給腎臟與膀胱經絡（通過腦部）養分的姿勢，就可加速促進我們所需的化學與態度上的平衡。藉由修習，我們可以迎接挑戰性的狀況（停留在一個陰姿勢中），並放開情感上面臨的掙扎而創造正面的經驗，儲存在邊緣系統的情感記憶中。這種容讓的特質，會使我們更能同情自己的身心感受而不堅持一定要有任何改善，因而減輕內在的壓力。修習陰瑜伽使我們學習深入感受自己的身體內部，就像在刻畫充滿愛和慈善的道路，通向我們自己。

接下來在第七章的姿勢組合中，可以有效促進腎臟之氣與器官健康。由於有時候當你開始做這些練習時，可能已經很累了，所以務必對你的自然限制保持極度的敏感和尊敬。至於你可以忍受感覺到什麼程度，以及你認為每個姿勢該停留多久，都不必太勉強。修習陰瑜伽的這段時間，是在

補充你已經消耗的氣，所以無須強迫自己、過度用力、急就章，或以任何方式和自己掙扎。唯有以放鬆且專注的態度去練習，才能使身體的不同層次重新獲得滋養。

陰瑜伽與妊娠

很久以前人們認爲懷孕的女人是很脆弱的，醫生和關心的長輩們都會限制她們從事任何運動，或以任何方式過度操勞。現在大家已經瞭解，懷孕的婦女幾乎什麼事都可以做，和其他婦女沒什麼兩樣，有些人甚至可以做更多事。今天，懷孕的婦女經常被鼓勵去修習瑜伽，因爲瑜伽可以舒緩分娩時身體與情緒的勞累，並增進成爲母親後許多過渡時期的整體健康。

陰瑜伽很容易配合懷孕而做調整，只要妊娠的婦女在指導下保守地運動肢體，這是因爲要顧及到她由於荷爾蒙的彈力素與恥骨鬆弛激素增加，使她的關節更具有彈性。這可能會造成危險，因爲當她過度用力時可能不覺得不適，結果卻扭傷關節。我們都必須傾聽身體給我們的反饋，而懷孕期間可能會感覺到很不一樣的反饋。如同任何身體的訓練一樣，懷孕的婦女應該先諮詢過照顧她健康的醫師後，才能開始任何鍛鍊課程，包括陰瑜伽在內。

懷孕時修習陰瑜伽的益處有很多，其中之一是陰式會刺激肌肉組織，有助於在整個系統中製造更多的液體動能，使身體在經歷增長和改變時更爲舒適。以這種方式刺激經絡也會增進器官的健康，這是另一個好處，因爲器官在懷孕和授乳時必須更賣力地運作。修習陰瑜伽就像接受無針的針灸療程，所以有助於平衡整體的能量和情緒，尤其是在妊娠期間因荷爾蒙的注入極易使它們失衡。懷孕時修習陰瑜伽最後、但可能也是最重要的一個原因，是因爲陰瑜伽所創造的冥想氛圍。我認爲在懷孕期間學習或繼續加深專注的冥想，是非常重要的。懷孕時和初爲人母時一樣，都會因爲荷爾蒙的作用而激發怪異的情緒。我們必須能夠度過困難的狀況，而不必忍受長時期的內在僵硬和緊張，否則對胎兒和孩子都會造成直接的衝擊。我們無法預防這種反應的發生，但卻可以透過每日的修習去面對困難的情緒並加以化解。藉由專注的冥想，我們學習克制內在情緒困擾或只是感到疲累時會有的衝動。

我對自己勤練瑜伽和打坐深感慶幸，在我懷孕和當媽媽的期間，它們帶給我極爲寶貴的報償。

7. 有助於腎臟和膀胱的陰瑜伽姿勢
腎臟與膀胱經絡

　　腎臟經絡從兩隻腳的小腳趾開始，通過腳底，在尾椎附近進入軀幹，沿著下脊椎的縱向韌帶向上穿行，在體內連結膀胱和腎臟。腎臟經絡在體外經過腹部和胸部外側，同時在體內通過肝臟、橫隔膜和肺，接著穿過喉嚨，在舌根下到達終點。這些經絡通常有很多分支通行於雙腿和手臂內，雖然圖表上可能只畫出一條主脈。圖中的實線是指比較接近身體表面的經絡，虛線則是指身體中心的經絡。

　　膀胱經絡起點在眼睛內部，往上經過額頭，然後穿過頭殼進入腦部，接著沿著背部往下走，與脊椎平行。一條支線在腰椎處進入體內，將腎臟和膀胱連結。體外的支線由雙腿後側一直往下走，直到小腳趾時結束。

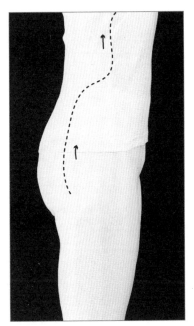

腎臟經絡之側面圖

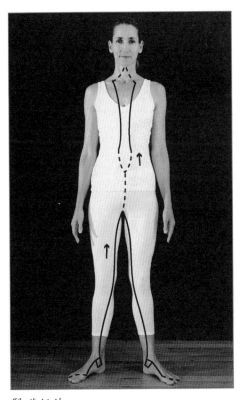

腎臟經絡

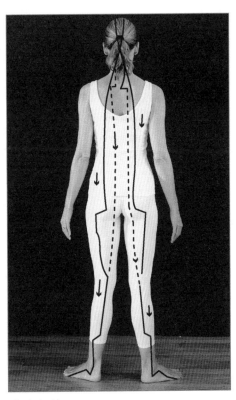

膀胱經絡

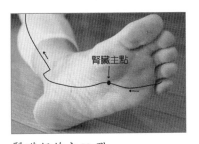

腎臟經絡之K₁點

腎臟／膀胱之簡短組合式

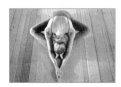
蝴蝶式，或仰臥蝴蝶式

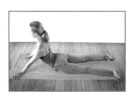
馬鞍式，或人面獅身式

海豹式，或人面獅身式

童式

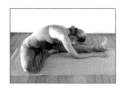
半蜻蜓式，或靠牆抬腿式

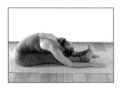
完全前彎式

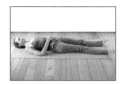
屍臥式

蝴蝶式

　　這個姿勢刺激通過大腿內側及穿行全身的腎臟經絡（圖7.1）。

　　開始時先坐在地板上，兩邊的坐骨承受同樣的重量（以坐墊或捲起的毯子放置於下面略微墊高），背脊挺直，雙腿平伸向前。膝蓋彎曲，以雙手握住腳踝，使雙腳腳底相併。將雙腳向前移，使雙腿呈現方塊狀。當你的雙膝如蝴蝶翅膀一般由外側往下壓時，將你的體重移到坐骨的前方邊緣處〔如果你曾經關節盤異位（disc displacement），有過坐骨神經痛，或過去拉傷過薦髂關節（sacroiliac region）部位，你可能要保持坐直，或往後躺做臥姿蝶式，如下面的描述〕。

　　如果你的膝蓋或臀部比較脆弱或受過傷，就在大腿下放一個墊子做為支撐。雙手握住腳踝，由臀部開始向前彎身，直到你覺得臀部外側的肌肉組織已承受適度的拉力為止。當你彎身向前時，背部要自然放鬆，並將頭輕靠在由兩腳拱成的腳窩上或相疊的拳頭上，也可將手

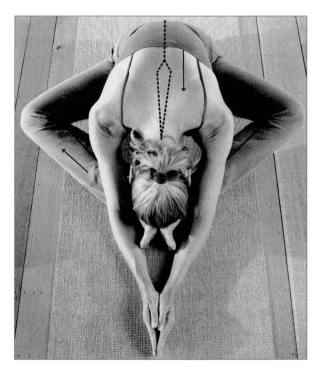

圖7.1　蝴蝶式——線條顯示腎臟經絡

肘放在雙腳上，且雙手微拱合掌。也可以在頭部下方放一個枕頭或墊子（圖7.2）。

切記陰瑜伽的三個原則。第一，做姿勢時要遵從適當的拉力，感受刺激但不要覺得用力過度或驚慌。第二，靜止不動但肌肉保持放鬆的拉開，且全心願意接受這個體驗。第三，停留在這個姿勢一段時間。我推薦剛開始時停留三到五分鐘，但如果你覺得一分鐘就已足夠，就以一分鐘為開始；但在一個月的時間內，要增加到兩分鐘。

解除姿勢時，先吸氣，並將脊椎慢慢拉抬挺直。將雙腿慢慢往前伸展，以雙手撐地回復坐姿。每當你要解除一個已經停留數分鐘的姿勢時，都要先以像這樣中性的狀態停歇一下，讓你的身體輕鬆地滋養剛剛被強調過的部位。

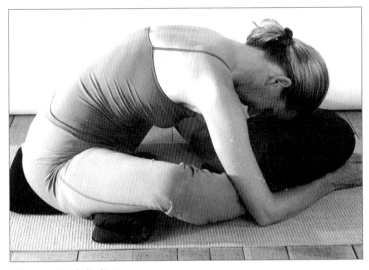

圖7.2　蝴蝶式變化1

仰臥蝴蝶式

依照蝴蝶式的指示，將雙腳併攏，膝蓋向兩側下壓。身體不向前彎，而是向後仰，以手肘或枕頭支撐，或躺在枕頭或地板上，將雙手放在腹部（圖7.3）。如果你的鼠蹊部太緊或膝蓋很敏感，也可以在大腿下面墊個墊子以增加支撐。

馬鞍式

這個姿勢會刺激通過腰椎關節和與腰椎平行之縱向韌帶時的腎臟經絡器官，也會刺激腎臟本身（圖7.4）。

開始時先坐到雙腳上，膝蓋全彎且兩膝微微分開，並以雙手支撐向後仰臥。如果你的膝蓋受不了，可以用人面獅身式（參見41頁的描述）代替馬鞍式。當你向後仰時，讓下背形成誇張的拱形，將薦骨略轉向腰椎。只要不過度拉扯四頭肌，解除時可以用手肘或上背撐起身體。仰臥時可以在背下墊一個長枕頭，不過

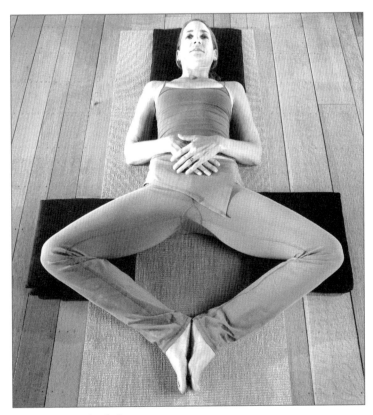

圖7.3　仰臥蝴蝶式

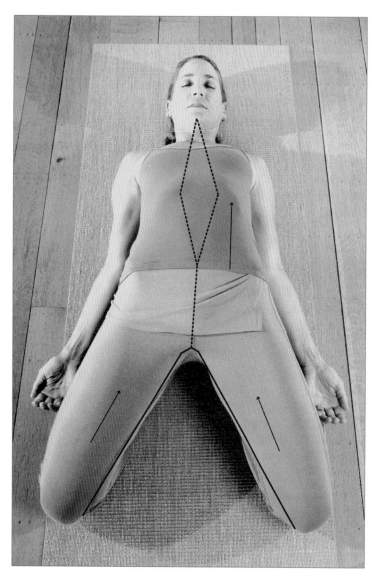

圖7.4　馬鞍式——線條指出腎臟經絡

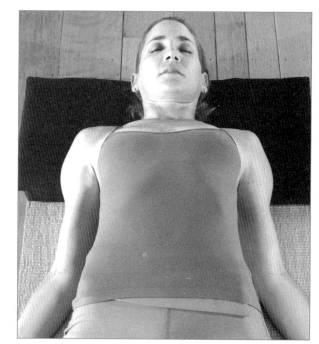

圖7.5　馬鞍式變化1

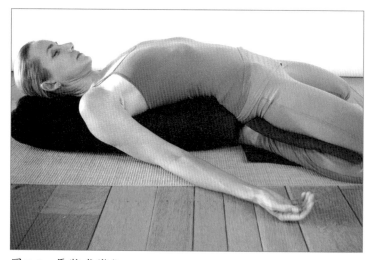

圖7.6　馬鞍式變化2

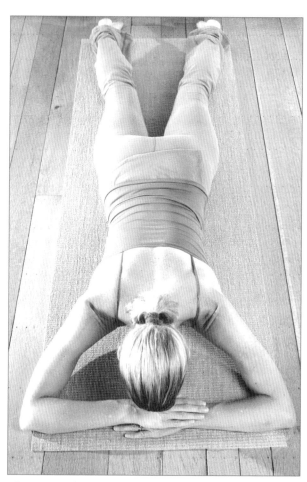

圖7.7　向前趴下休息式

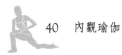

我建議最好放在肩膀下面，讓下背不要有支撐（圖7.5），這樣這些肌肉組織才會承受適當的壓力。如果你曾經有過關節盤異位或受過傷，長枕頭最好自腰椎處縱著放，才能支撐整個背脊（圖7.6）。你也可以在膝蓋下面放一條捲起的毯子，以減少膝蓋的彎曲度。若腳踝太緊的話，可以在兩個腳踝和地板之間放一個墊子。

假如到此你覺得這個姿勢太困難，但你的膝蓋彎曲並無問題，那麼你可以改變這些姿勢的組合，先以單腿開始做龍式（參見76頁的描述），再加上半馬鞍式（見79頁），最後再嘗試做完整的馬鞍式。

讓膝蓋舒適地分開，不需嘗試將膝蓋併攏，因為如果你扭轉得太用力的話，就會壓迫到膝蓋和腰椎。如果你沒有把頭靠到地板上或墊子上，且你的頸椎也很健康，你就可以在停留於這個姿勢的整個或一段時間裡，將頭向後仰。如果你的頸部感到不舒服或脆弱，就將下巴往內縮，使頭部和脊椎成為一直線。

在此式中停留約三到五分鐘。要解除姿勢時，將雙手向上縮到剛才手肘所在的位置，吸氣，同時向後彎時運用腹部肌肉將身體抬起（這比將雙腿從屁股下往前伸還要安全）。由於你剛才被動地讓背部肌肉休息了幾分鐘，因此你一定要用腹部來輔助抬起身體，才不會讓背部單獨使力。趴在地上，雙腿伸直（圖7.7），等個幾分鐘後再做下一個姿勢。

人面獅身式

這個姿勢會刺激通過腰椎關節和與腰椎平行之縱向韌帶時的腎臟經絡器官（圖7.8）。

趴在地板上，手肘放在與肩膀同寬、但在肩線前方約一吋的位置，撐起上半身（如果手肘放得太後面，肩膀會開始感到沉重）。將雙手放在身前併攏，或交疊雙臂讓手停歇在手肘上。上身保持舒適挺直，不要放鬆而使肩膀受

力或嘗試抬起。你的背部會溫和彎曲向上，將前側脊椎拉長，後側脊椎也會同時受壓。只要你不覺得劇痛或突然一陣疼痛，就可以讓屁股和雙腿放鬆；如果會覺得痛，就將雙肘往前移，讓你的肋骨也承受一些體重，且大腿內側要用力（圖7.9）。這會使你的背部維持溫和彎曲，且不必在極有限的行動範圍中過度用力。

被動的彎背姿勢可以刺激腎氣，使精力恢復供應，所以你要讓腹部和器官都貼到地板

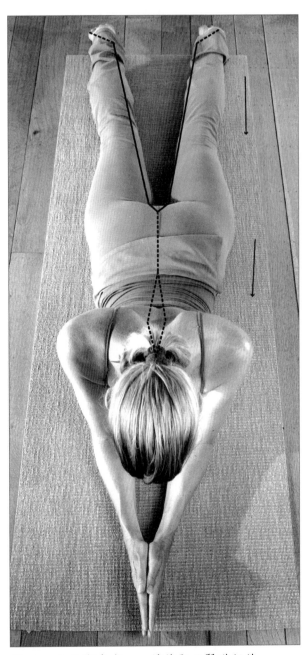

圖7.8 人面獅身式——線條顯示腎臟經絡

上，同時放鬆屁股和大腿。不過如果你的背部很敏感，可以在整個時間裡或有時候運用屁股外側和大腿內側的肌肉，解除與脊椎平行的韌帶所感受到的壓力。如果你想加強背的彎度，可以在手肘下放一個墊子（圖7.10）。

保持這個姿勢，停留三到五分鐘。解除時，呼氣，並慢慢將手肘移到身體兩側，同時上半身慢慢趴到地板上。這樣趴在地上休息個一、兩分鐘。

當你覺得可以再移動時，將雙手放到胸部下面，吸氣，並慢慢撐起上半身。當你呼氣時，以童式讓你的臀部坐到雙腳上圖7.11。

童式

背部挺直跪好，雙腳腳尖相對，手臂靠在身體兩側。將臀部向後移到雙腳上坐好，膝蓋微微分開，頭放鬆地朝地板點下。雙手可以輕放於身體兩側，或交疊在一起當枕頭枕在額頭下面。停留一至兩分鐘。

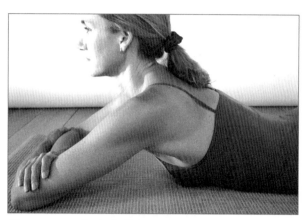

圖7.9　人面獅身式變化1

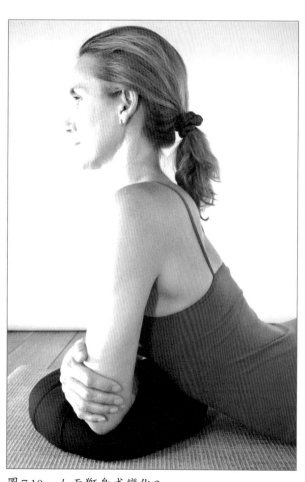

圖7.10　人面獅身式變化2

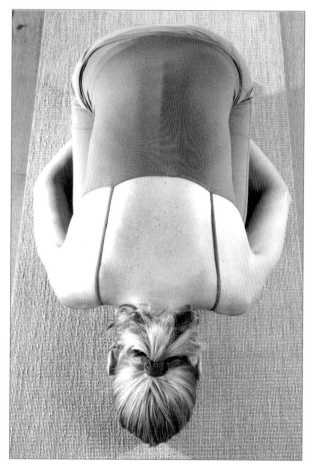

圖7.11　童式

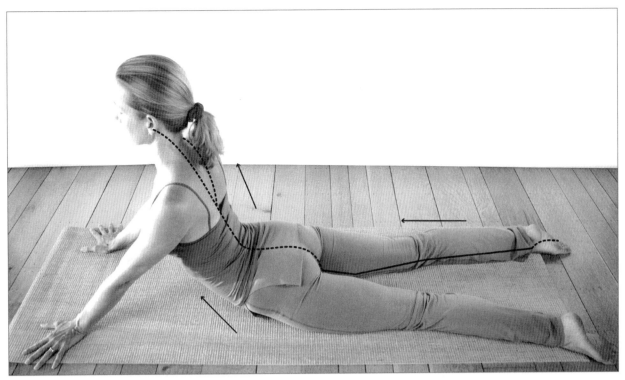

圖7.12　海豹式──線條顯示腎臟經絡

海豹式

　　這個姿勢類似人面獅身式，但對下背造成更多壓力，所以不一定適合每一個人。如果覺得這個姿勢太難，就改做人面獅身式。這個姿勢會刺激通過腰椎關節和與腰椎平行之縱向韌帶時的腎臟經絡器官（圖7.12）。

　　開始時，趴在地板上，腹部靠地，雙手放在身體前方。吸氣，同時運用背部肌肉將雙手朝身體移近，直到在肩線前方約四英吋左右的地方，雙臂挺直。（註：手臂在此姿勢中的作用就像柱子，但如果你的手肘尺測彎曲，切記要微彎，而不要將手肘完全伸直。）雙手可略朝外，像海豹的鰭足一樣。務必讓體重平均分佈於雙手上，避免對手腕過度施壓。

　　由於這個姿勢是要加強腰椎關節的部位，所以你的脊椎會極度彎曲。頭要保持抬起，與脊椎成為一直線，這樣頸部才會感覺舒適。（註：有些人喜歡在做此姿勢時，偶爾將頭垂下以刺激頸椎；但如果時間過久，可能會壓迫

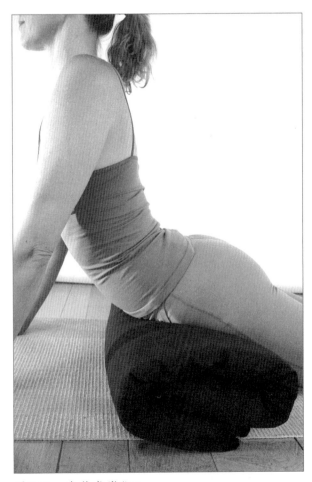

圖7.13　海豹式變化1

頸部。)

　　如我們在人面獅身式中提到的，如果你覺得舒服，可以讓屁股和腿部的肌肉放鬆，也可交替緊縮和放鬆，以化解太緊繃的感覺。你可能要持續練習幾個月，才能使下背的肌肉組織變得更健康，並增加在此姿勢中讓肌肉保持放鬆的能力。要有耐心，且如果你在做此姿勢時，無法輕鬆地呼吸或感受到很大的壓力，不要太容忍這種感覺。

　　記住，在懷孕期間修習陰瑜伽會有很多好處，只要我們不要每個姿勢都做到最極限，因為懷孕時關節更具有彈性。如果你懷有身孕或想持續這種極度的彎背，並減少下背受壓的感覺，可以在恥骨下面墊一條捲起的毯子（圖7.13）。

　　如果你不覺得困難，可在此式中停留三到五分鐘；否則可以先做一、兩分鐘海豹式後，再繼續做幾分鐘的人面獅身式。

　　解除時，呼氣，同時彎曲手肘，讓身體輕輕放下。身體保持不動，趴在地上休息並繼續深呼吸，讓氧氣通過你的整個脊椎。留意當你解除這個很用力的姿勢時，感覺上的改變。你可能會覺得身體慢慢冷卻，內部恢復清新的感覺，或因充分休息而感到舒適沉著。讓自己全心去感受這種感覺後，再慢慢轉為童式。

半蜻蜓式

　　這個姿勢刺激通過背部與大腿後側的膀胱經絡（圖7.14）。

　　坐直，右腳盡可能靠向骨盆，右臀和右膝盡可能朝右側延展，但軀幹向左轉，使臉部面對左腿。先吸氣，呼氣時開始將臀部向前彎。（如果你覺得腿筋或下背肌肉太緊，也可以像做蝴蝶式時那樣，在臀部下放一個墊子以提高坐骨的位置。）

　　註：很多人都會問，做此姿勢時是否可以彎背代替全身向前趴下？如果你彎曲脊椎，因此更用力拉動肌肉，脊椎的韌帶便會受到較多影響。但也有兩點例外。第一，不要彎曲上

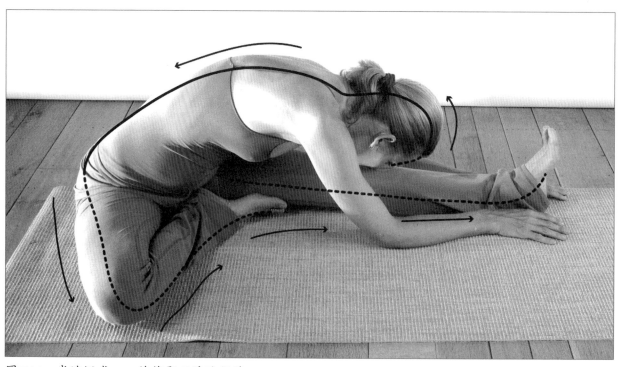

圖7.14　半蜻蜓式——線條顯示膀胱經絡

半身到整個胸部都貼到地上，因爲這會拉緊你的橫隔膜，使橫隔膜周圍的空間縮小，因而妨礙呼吸。當你往前彎時，讓脊椎慢慢彎曲，並保持前方的空間感和橫隔膜四周的舒適感。另一種情況是，如果你的胸椎因脊柱後凸症（或駝背，kyphosis）而原本就過度彎曲，那麼彎身向前可能會有反效果。如果是這樣，你應該完全避免停留於身體前彎的姿勢，而改做靠牆抬腿式（於下一節中詳述）。

將雙手放在地板上，然後慢慢往前滑，直到雙手在腳的兩側爲止，如照片中所示。當你覺得自然的限制阻止你再往前彎曲時，就停留不動，不要過度勉強硬要將身體向下拉，或強力運用腿部肌肉。假如你的膝蓋有任何問題，可以保持這個姿勢，讓四頭肌繃緊，但僅用背部肌肉自然地將你拉向前。如果你彎起的右膝並未碰觸地面或感到不舒服，就可能需要在下面放一個墊子（圖7.15）。

如果你有坐骨神經痛或腿筋太緊，應該在（伸直的）左膝下放一個墊子，以防止腿部完全伸直。

如果腿筋太緊或受到太大壓力，你可以彎曲左膝，在下面放一個墊子支撐，腳底朝地，然後再彎向前（圖7.16）。

你也可以將手肘放在膝蓋兩側的地板上，用手掌托著頭部加以支撐（見圖7.15）。有些人喜歡將額頭放在交疊的拳頭上或墊子上（圖7.17）。在伸直的膝蓋下面墊一個墊子，可以舒緩過度緊繃的腿筋。

如果你的頸椎很健康，頭就可以不需要有支撐；倘若你的頸椎受過傷或天生有點彎曲，那麼有任何一種支撐都會比較安全。

在此式中停留約三到五分鐘。解除時，吸氣並抬起身體，慢慢使腰椎一節一節地交疊，直到身體完全坐直。將兩腿都伸到身體前面，並且向後仰靠，以雙手撐地坐直片刻，感受「氣」流過你的左腿。

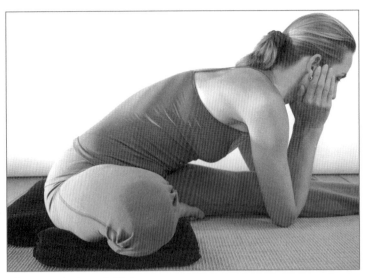

圖7.15　半蜻蜓式變化1

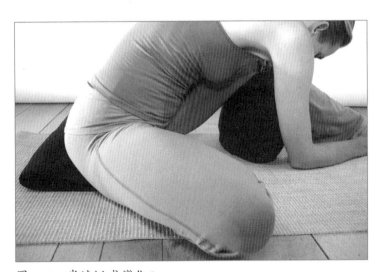

圖7.16　半蜻蜓式變化2

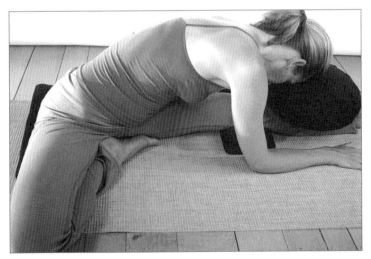

圖7.17　半蜻蜓式變化3

這個姿勢刺激通過背部兩側與脊椎平行並延伸到大腿後側的膀胱通道。要記住，不管你對膀胱經絡做了什麼，都會立刻影響到你的腎臟通道，反之亦然。因此這個前彎的姿勢不只對應之前被動的背彎姿勢，更以補充的方式進一步強化腎氣。休息一、兩分鐘後，換左腿縮進、右腿伸長，重複同一個姿勢。

靠牆抬腿式

以右臀輕靠牆面坐直，雙腿伸直於身體前方。向後躺時慢慢扭轉身體，同時將雙腿舉高，滑到牆面上。現在你的位置應該是臀部靠著牆壁，身體則平躺在地板上（圖7.18）。薦骨的重量朝地板下壓，頭向後靠，使下巴保持

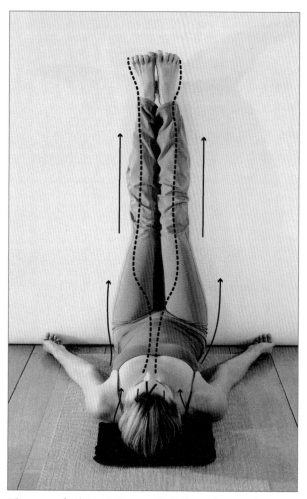

圖7.18　靠牆抬腿式──線條顯示膀胱經絡

和額頭一樣的高度。如果覺得下巴抬得太高，就用捲起的毯子枕在頭下面。如果你的腿很容易彎曲，以致腳一直滑下牆面，可以用一條帶子在膝蓋正上方處綁住雙腿。

於此式中停留大約三到五分鐘。這個姿勢會逼使典型向下流動（並常常停滯在腿部）的「氣」逆流，活化整個下半身的經絡循環。解除時，彎膝以雙腳將身體推離牆面，或轉身側躺後以雙手讓身體坐起。

完全前彎式

這個姿勢會刺激身體背部和大腿後側的膀胱經絡圖7.19。

在所有的前彎姿勢中，如果你覺得腿筋太緊或下背肌肉緊繃，都可以在坐骨下面放一個墊子。現在你的坐骨微微墊高了，你從臀部開始彎身向前，讓脊椎慢慢前彎。（請複習半蜻蜓式中如何使脊椎適當彎曲的註記。關於膝蓋和頭的支撐，也適用於這個姿勢。）如果你有坐骨神經痛，以致完全前彎的姿勢會使你的臀部稍微自雙腿傾斜（通常是因為腿筋或下背肌肉緊繃），或者你在做過這個姿勢後會覺得疼痛，則可以將膝蓋彎曲，雙腳合併平放在地板上，膝蓋下面可以放一條捲起的毯子或長枕頭做為支撐（圖7.20）。

當你曲膝時，從臀部彎身向前就容易多了，這會拉動你的下背，不致讓腿和臀部的問題限制了你的動作。如果你過去曾拉傷過腿筋，最好在膝蓋下面放一個墊子，使它們維持一點活動力（圖7.21）。

假如你的頸部需要支撐，可以在腿上放一個墊子，然後將額頭靠在墊子上（圖7.22）。

如果你的前彎骨在完全前彎式中不會傾斜，且以上的建議也不會產生這種情況，就可以免做此式，改做靠牆抬腿式。

在這個姿勢中停留三到五分鐘。解除時，

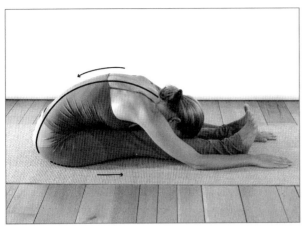

圖7.19 完全前彎式——線條顯示膀胱經絡

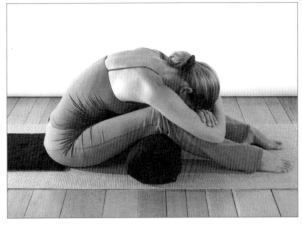

圖7.20 完全前彎式變化1

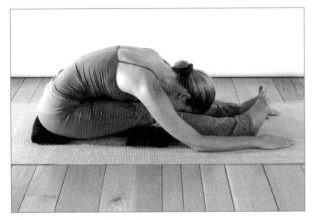

圖7.21 完全前彎式變化2

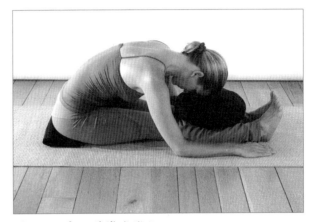

圖7.22 完全前彎式變化3

先吸氣，同時慢慢抬起脊椎，讓腰椎一節一節慢慢堆疊，直到完全坐直。再次向後仰，以雙手撐地，略事休息，感受「氣」流過你的臀部並流進你的雙腿，就像剛裝設好的灌溉系統一樣。

　　一如在半蜻蜓式中提及的，雙腿伸直的前彎身會刺激與腎臟交流的膀胱通路，因此有安定（別忘了膀胱經絡是除了督脈經絡之外，唯一一條通過腦部的經絡）和活化系統的雙重功效。在這種安寧又有活力的狀態下，躺下休息。

屍臥式

　　當你躺下時，肩胛骨貼地，雙手交疊放在

腹部上（圖7.23）。另一種選擇是，你可以張開雙臂，手心朝上（圖7.24）。

　　頭輕輕地由一側轉向另一側，找到在頭後側的重量平衡。雙腿分開到比臀部略寬的位置，讓臀部、腿和腳都完全地放鬆，感覺像是你剛剛讓一直承受的重擔都掉落到地上了。不要移動身體，也不要多想，讓注意力放鬆地投注於穿透全身的波動感。這種振動就是無形的「氣」，而你對氣的體驗則稱為發展能量感。由於氣的流動已經過活化，你的心智會感受到一種自然的鎮定和安寧效果。讓你自己去享受這種身心完全自在的感覺吧！只要保持沉著但警覺，且心智不受到任何刺激，你就可以體驗到一種自然清醒的狀態，使這個姿勢成為最能滋養的一式。

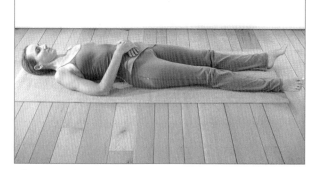

圖 7.23　屍臥式

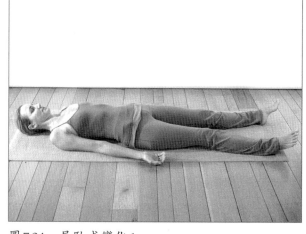

圖 7.24　屍臥式變化 1

腎臟／膀胱的長時間組合式

　蝴蝶式

　蜻蜓式

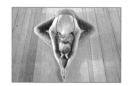　馬鞍式

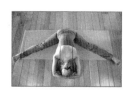　臥姿脊椎扭轉式（兩邊）

　人面獅身式

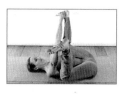　馬蹬式

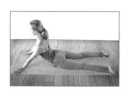　海豹式

　靠牆抬腿式

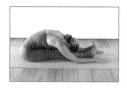　完全前彎式

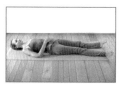　屍臥式

依照短時間修習的只是做蝴蝶式（圖7.25）、馬鞍式（圖7.26）、人面獅身式（圖7.27）、海豹式（圖7.28）和完全前彎式（圖7.29）。

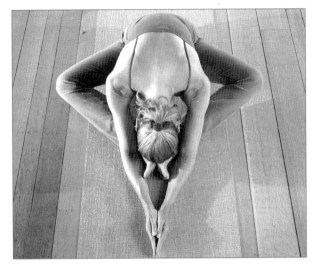

圖7.25　蝴蝶式

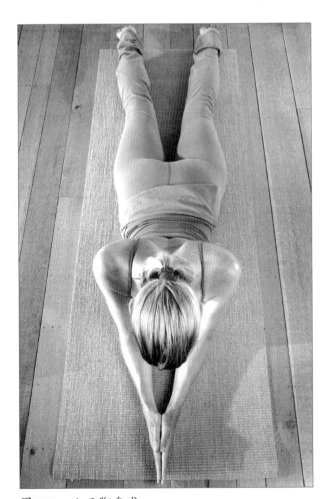

圖7.27　人面獅身式

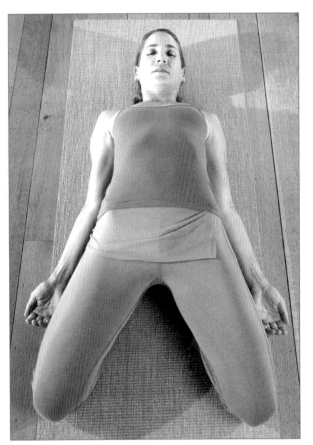

圖7.26　馬鞍式

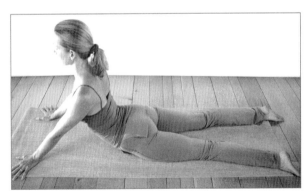

圖7.28　海豹式

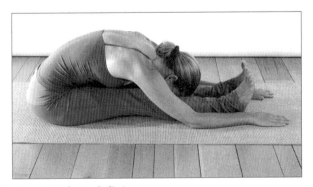

圖7.29　完全前彎式

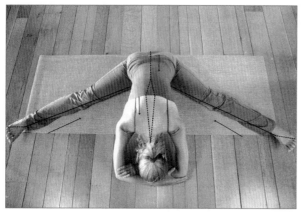

圖 7.30　蜻蜓式——線條顯示腎臟經絡

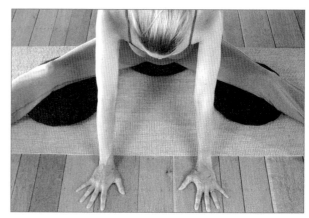

圖 7.31　蜻蜓式變化 1

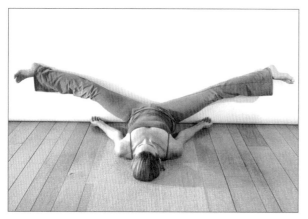

圖 7.32　蜻蜓式變化 2

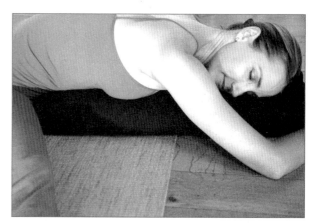

圖 7.33　蜻蜓式變化 3

蜻蜓式

這個姿勢可刺激通過大腿內側的腎臟經絡，以及往下通過背部和大腿後側的膀胱經絡（圖 7.30）。

將雙腿盡量拉開。若雙腿無法拉開太大，可以略彎膝蓋，並在下面墊枕頭以減少腿筋的拉扯。這也會使你較容易從臀部向前彎身，因為膝蓋彎曲時會比伸直時更容易從臀部前彎（圖 7.31）。

註：如果你的腿筋太緊，或因為背部有問題或有坐骨神經痛而應該避免身體前彎時，可以躺在地上靠牆抬腿做此式（圖 7.32）。

呼氣，同時將臀部的重量向前移，讓地心引力將你往下拉。如果你的膝蓋不穩，在做此式或以坐姿前彎的任何其他式時，都可以運用四頭肌。雙手可以放在身體前方的地板上，手肘靠在地上或以墊子支撐身體（圖 7.33）。

於此式停留三到五分鐘。解除時，吸氣，雙手慢慢向後移，同時背脊慢慢回復挺直。將

雙腿靠攏，以手撐地，讓身體放鬆，休息一、兩分鐘。

你可以以更強調側身的側蜻蜓式（參見下一節的描述）取代這個姿勢。

側蜻蜓式

坐直，雙腿盡量張開。將身體重心轉移到坐骨上，然後向左側前彎，左手肘放在大腿內側的地板上（或墊子上），以左手撐住頭。右手可輕放在身側，或將右臂伸過頭，或向前碰觸左腳（圖7.34）。停留約三到五分鐘，然後放開左手肘，轉動身軀，使臉部朝下趴在左腿上，雙臂向前伸，放鬆地放在大腿兩側（圖7.35）。

於此式停留三到五分鐘。解除時，吸氣，並抬起身體。身體回復到中心位置，做幾次深呼吸後再換邊重複此式。

臥姿脊椎扭轉式

這個姿勢會刺激脊椎兩邊的腎臟和膀胱經絡，以及大腿內側和軀幹的腎臟經絡（圖7.36）。

躺下，彎膝，腳底平貼於地板，雙臂放在身體兩側做為支撐。呼氣時，讓膝蓋倒向左側，並保持上背和肩膀右側的重心靠近地板。如果你的膝蓋無法靠到地板，就將長枕頭或捲起的毯子放在下面以承受膝蓋的重量（圖7.37）。如果你的下背比較敏感或受過傷，這也是個好做法。

如果你想加強讓更多的氣流向下背，不妨將膝蓋更靠向軀體（圖7.38）。要是你想針對臀部和薦髂關節部位做加強，就要讓膝蓋與臀部成一直線或稍微低一點（見圖7.36）。

右臂往上舉，放在頭部旁的地板上（如果你的手臂無法輕鬆靠到地上，就在手臂下放

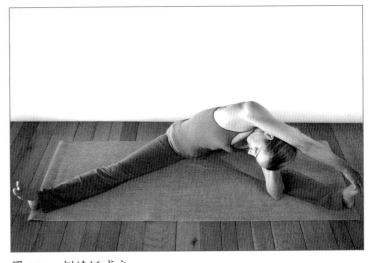

圖7.34　側蜻蜓式之一

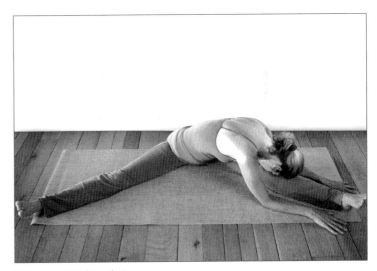

圖7.35　側蜻蜓式之二

一個墊子），這會使能量的分佈集中於肩膀周圍，而這也是氣常常容易停滯的另一個地方。這些組織也包含了肺、心臟和大小腸的經絡。如果你想將衝擊引導到右肩更特定的部位，就要將頭轉向舉臂的另一側；如果你想讓上背更能感到衝擊，就要將臉轉向舉高的手臂。

當你更換到另一側做同樣的姿勢時，頭部的位置也一樣要轉換。你也可以在前半段時間裡看一個方向，後半段時間再把頭轉向另一邊。在這個姿勢停留三到五分鐘。

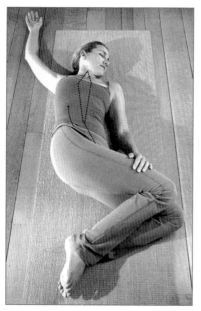

圖7.36　臥姿脊椎扭轉式——
線條顯示腎臟經絡

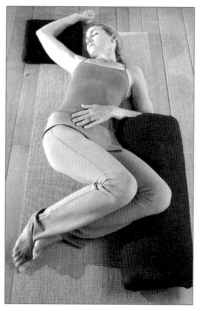

圖7.37　臥姿脊椎扭轉式變化1

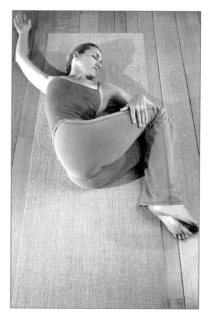

圖7.38　臥姿脊椎扭轉式變化2

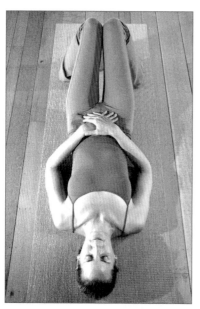

圖7.39　中立姿勢的休息

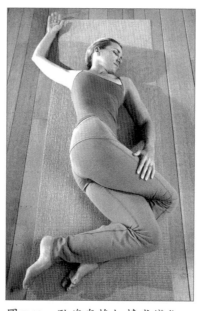

圖7.40　臥姿脊椎扭轉式變化3

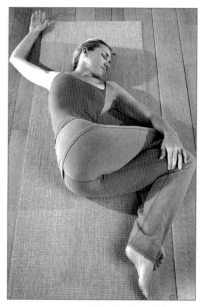

圖7.41　臥姿脊椎扭轉式變化4

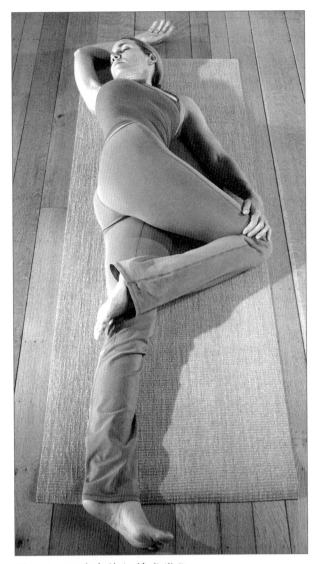

圖7.42　臥姿脊椎扭轉式變化5

你也可以在轉向左邊時伸直左腿，僅彎右膝（圖7.42）。扭轉時，右腳鉤住左腿後側，而當你的體重壓到左臀上時，便整個轉向右邊，讓體重完全落在左臀外側。記住：當你的膝蓋離軀幹愈遠，臀部和腰椎關節就會更用力；當你的膝蓋欲靠近肋骨時，「氣」分佈的衝擊就會往上背移動。

這個姿勢對全身的器官都有助益，因為扭轉的動作會按摩這些器官。沿行身體兩側的泌尿與膽囊經絡，也會在這個姿勢中得到滋養。

馬蹬式

這個姿勢會刺激經過大腿內側往上流的腎臟經絡（圖7.43）。

躺下，將膝蓋彎向前胸，雙手沿著大腿內側往前扳住腳板，將腳板拉到膝蓋上方的位置。你的樣子很像是蹲在半空中，下巴保持與額頭成一直線（如果頭抬高，就在頭下面放一個墊子），肩膀的重量朝向地板，薦骨朝下壓。

如果你很難拉緊雙腳，可在兩腳上各綁一條帶子，再以雙手各拉住兩條帶子的末端。如果你覺得鼠蹊部受力太大或雙腿太緊繃，就讓雙腳朝臀部壓下一些（圖7.44）。

你也可以將雙腳平貼在牆面上做這個姿勢。靠牆坐下，右臀抵著牆面。當你躺下時，轉動身體並把雙腳抬高到牆面上，這可以使你平躺在地面上，雙腿在身體上方，而你的臀部抵著牆壁。彎膝讓腳踩著牆面，盡量低且盡量拉寬，像是蹲下一般（圖7.45）。解除時，以雙腳踩著牆面爬高，直到膝蓋伸直。休息幾分鐘後再彎膝並翻滾到側面，用雙手支撐身體坐起來。

停留於這個姿勢三到五分鐘。解除時，邊呼氣邊放下雙腳，並將膝蓋拉到胸前，雙手抱住小腿休息一下（圖7.46）。

解除時，先呼氣，並將右臂往下移到身側。接著，利用吸氣、腹部肌肉和雙手，將膝蓋自地上抬起，回復中立的位置。讓雙腳著地，膝蓋輕鬆地併攏（圖7.39）。深呼吸幾次後，再換邊重複這個姿勢：現在膝蓋朝右側落下，左手臂舉起放在頭部旁邊。

若想扭轉更多的話，可以單膝跨到另一側膝蓋上（就像坐著時交疊雙腿那樣），然後再扭轉。在這個膝蓋交叉的變化式中，你可以選擇讓雙腿重心落在臀部正下方，以強調臀部的拉動（圖7.40）；或將膝蓋朝肋骨拉近，以強調下背的受力（圖7.41）。

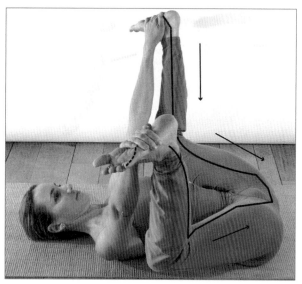

圖7.43　馬蹬式——線條顯示腎臟經絡

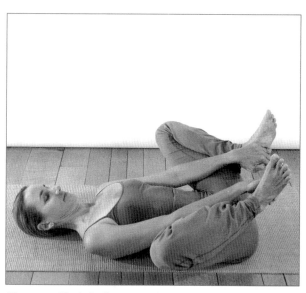

圖7.44　馬蹬式變化1

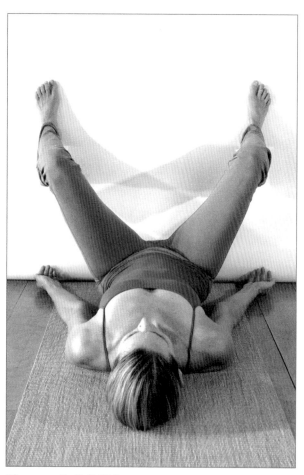

圖7.45　馬蹬式變化2

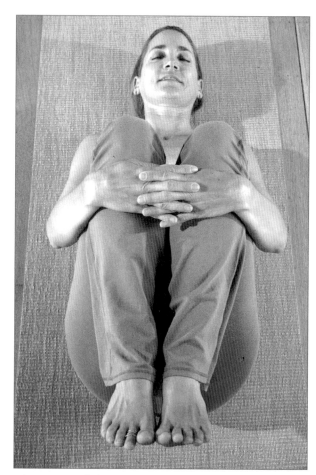

圖7.46　抱膝靠胸式

靠牆抬腿式

　　此式會刺激流過大腿後側的膀胱經絡（圖7.47）。依照46頁的指示來做這個姿勢。

屍臥式

　　此式（圖7.48）的完整指示，請參閱47頁。

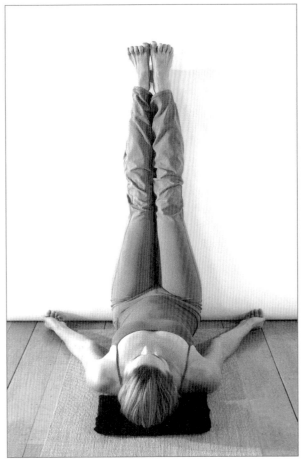

圖7.47　靠牆抬腿式

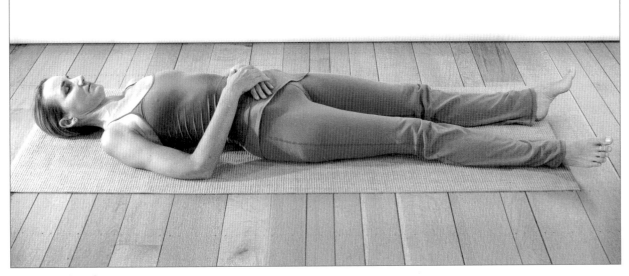

圖7.48　屍臥式

8. 肝臟與膽囊

古人對肝臟抱持特別的敬意，認爲肝臟是生命中心，稱之爲「liver」（譯註：肝臟的英文，字意爲「生存者」）。古英文稱爲「lifer」，德文稱爲「die Leber」，源自動詞「leben」，意思爲「生存」。

生理特質

肝

肝臟是身體中最大的腺體，重約三到四磅（一點五到兩公斤）。肝臟位於腹腔右側，就在橫隔膜下，由下面的肋骨保護著。這裡是維他命A、D、K和B_{12}主要的儲存處，還有礦物質和肝醣；後者會轉化爲葡萄糖，也是提供能量的必要成分。胰島素是由胰臟製造的一種荷爾蒙，控制血液中葡萄糖的含量。如果葡萄糖含量過高，稱爲多糖症（hyperglycemia，即糖尿病）；如果含量過低，稱爲低糖症（hypoglycemia）。當我們休息時，肝臟也會儲存血液，等我們行動時再將血液釋放出來。當肝臟組織受損時，活躍的肝臟細胞會被脂肪細胞和疤痕組織取代，稱爲肝硬化，是一種可能導致器官衰竭的慢性發炎（常因酗酒過量或嬰兒體內一種未知的病原而引發）。肝炎是一種由常見的三種病毒（A、B或C）所引起的疾病，會逐步損壞肝臟，也可能造成終生的感染。

肝臟是身體最重要的化學工廠，任何無法被分解以供應能量的物質，最後都由肝臟來解毒。肝臟持續製造膽汁，由膽囊儲存，是消化食物的重要成分。膽汁極爲濃縮，由數種重要元素組成，例如協助吸收脂肪的膽汁鹽分。如果我們的系統內沒有適量的膽汁，我們自食物中所攝取的脂肪就不會被消化，因爲胰臟製造的酶只能分解水溶性的物質，但過油的食物和動物產品都需要膽汁鹽分才能分解。

肝氣不平衡，與各種癱瘓、關節炎、痙攣、肌肉衰弱或僵硬、疲憊、衰竭、眩暈、頭昏眼花，以及視力減弱、亂視、白內障和眼盲相關。由這一長串的疾病，我們就可看出肝臟的作用有多麼重要。

膽囊

　　膽囊是個小袋子，儲存由肝臟流出的膽汁。肝臟若是軍團裡的將軍，那麼膽囊就是負責對整個身心發號施令的軍官，其作用是儲存並分泌膽汁，以協助消化的過程。

能量特質

　　和腎臟一樣，與肝臟相關的能量作用遠超過它的生理結構作用。道家認為健康的肝氣對我們的整體健康重要無比，因此稱肝為「軍旅中的將軍」。肝臟是擅長謀略計畫的軍事領袖，確保我們體內的能量和諧地流動。肝氣整合並規範我們體內每個地方氣的移動，負責創造出一種隨和的性格和內在的氣氛。

　　腎氣負責讓體內的能量活躍且充沛，肝氣則掌管整體能量的健康活動。肝氣也掌控著肌肉、筋膜、指甲、手和腳的健康，其感應之門是眼睛：眼睛會反應肝氣是否健康。腎臟與水的元素相關，肝臟則與木的元素相近，需要保持穩定且有彈性，就像一棵有根的大樹一樣。肝氣和我們的視覺相關，因此與眼睛相呼應。更多的細節，請參閱19頁的圖表。

情緒特質

　　由於肝氣負責內部環境的和諧，因此也負責情緒的平衡。當肝氣不平衡時，我們便容易情緒不穩、積怨難消、亂發脾氣、過度悍衛個人範圍、且社交行為笨拙。抗拒的所有層面都與肝氣作用失調有關，從挫敗的惱怒到過度自衛、不和或勃然大怒。不論我們是脾氣快要失控，隨便一件小事就會激怒我們，或覺得無能為力、手足無措、且無法表達氣憤或自衛，這都是肝氣作用不良的訊號。無論怒氣過於明顯或完全缺乏，這種內在衝突都和肝氣失調有關。我們若長期積怨，便是不斷在壓迫著肝氣；當肝氣作用不良時，我們會發現自己動怒或很容易氣惱；反之亦然。

　　例如，婦女可能會發現自己在經期時比較容易惱怒，這不僅是因為荷爾蒙的影響和過動的邊緣系統，同時也是因為體內累積的毒素大量湧流之故，使得肝臟比其他時候更為活躍，因而影響到肝氣。結果，肝臟和膽囊經絡通行的臀部外側和大腿內側也會因而感到不舒服。在修習陰式瑜伽時，她也可能沒有來由地感到更多挫折和苦惱。只要瞭解這是一種自然的過程，我們就不會再強烈抗拒這種內在緊繃的感覺，而可以更從容地度過這些時期。

　　當我們經歷氣不平衡的階段時，不要太專注於令自己氣惱的事物，而

應該將注意力轉向我們的感覺。當我們避免反應激烈並增加對自己的敏感度時，便開啓了通往自我關照的道路，有助於保持對自己身體的關懷和專注。這個舉動會導引我們具有慈悲心，也就是肝氣和諧才有的情感。例如，我們可以溫和地迎向不好的情緒，同時潛入體內，不預期身體有任何表現。在這種時刻，練習陰瑜伽與肝臟相關的姿勢時，同時唸誦冥想的 metta（愛，友善）和 karuna（愛，慈悲）詞句，也會很有幫助（182頁有更多關於這些詞句的解釋）。

精神特質

肝氣會使我們具有適當的聯繫能力，即精神的一種自然整合。健康的肝氣使我們有能力控制自己的意志，決心制定計畫並加以實行。肝氣健康與否，從一個人是否有能力去評估狀況，以及合宜的生理、情緒和社會行爲就可以看出來。肝氣健康的主要特徵是具有改變和適應的彈性和能力。一個人的肝氣若受到阻礙，就很難去思考或制定計畫。這種氣的不和諧會造成偏頭痛。

肝臟／膽囊的氣會影響我們的識別力。膽囊幫助我們在人生的道路上平穩前進，避免被外界的影響所分心或抑制，同時也使我們有能力在受到驚嚇或計畫遭到阻礙後回復平衡。肝臟／膽囊的氣若過度旺盛，我們會很容易遽下決定；而當氣不足時，我們便會猶豫不決且畏怯不前。

9. 肝臟與膽囊的陰瑜伽組合

肝臟與膽囊經絡

　　肝臟經絡始於大腳趾的尖端，向上通過腿的內側，就在腎臟經絡上方，然後由鼠蹊部進入軀幹，通過肝臟和膽囊，進入肺部，再向上通過喉嚨進入頭部，繞行嘴唇四周後進入眼睛。

　　膽囊經絡始於眼睛的外側眼角，由身體側面向下延伸到臀部外側。體內的支脈通過頸部和胸腔後，進入肝臟和膽囊，往下經過膝蓋外側後，在第四根腳趾終止。

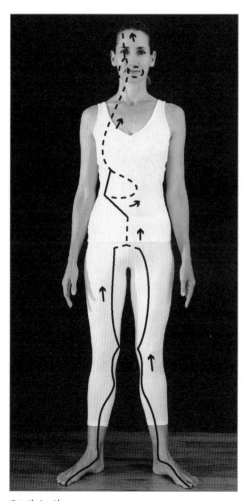

肝臟經絡

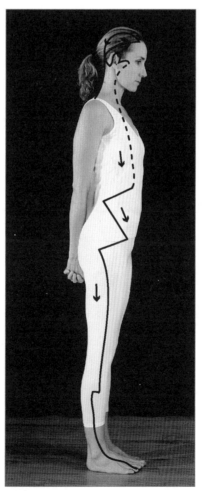

膽囊經絡

肝臟／膽囊之簡短組合式

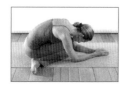
鞋帶式，或針眼式
（兩邊都做）

人面獅身式，或海豹式

童式

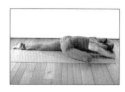
睡天鵝式，或針眼式

童式

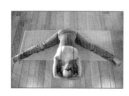
蜻蜓式

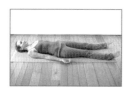
屍臥式

鞋帶式

這個姿勢會造成大腿內側的壓力，刺激鼠蹊部的肝臟經絡，並拉動從臀部和大腿外側通過的膽囊經絡（圖 9.1）。

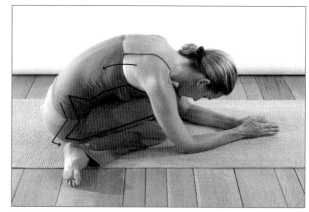

圖 9.1　鞋帶式——線條顯示膽囊經絡

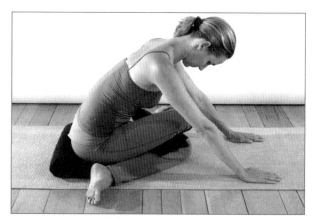

圖 9.2　鞋帶式變化 1

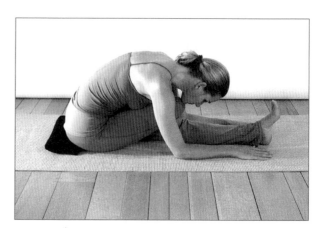

圖 9.3　半鞋帶式

坐直，將右腿放到左腿上，使膝蓋交疊，腳縮放到臀部附近，雙手平放在兩側。如果這個臀部外側扭轉的動能範圍對你來說很困難的話，可以放一個墊子使坐骨略微抬高（圖9.2）。如果你的膝蓋之間有空隙，就在兩膝之間也放一條捲起的毯子。

假如你的下背敏感或膝蓋脆弱，可以不做此式彎身向前的部分，只要坐直，雙手放在身體前方或後方的地板上即可。另一個選擇是將下面的腿伸直，以避免對膝蓋造成太多壓力，這稱為半鞋帶式（圖9.3）。

如果這樣仍讓你覺得上面的膝蓋有危險，就可以改做針眼式；此式完全免除了膝蓋的壓力，在下一節中將會詳細描述。

你若決定要前彎，就要對身體承受的壓力保持警覺；一定要在屁股、臀部外側、鼠蹊部內側或下背感受到壓力，而不能讓膝蓋內側受力。雙手盡量往前移動，背部向前彎。運用雙手施壓到地板上的重量，將此式的衝擊分佈到你的臀部，而非膝蓋。如果你完全前彎，當你彎向前時可以將手肘向下壓，使你的重量保持在後方的臀部上來減輕膝蓋的壓力。

如果你覺得鼠蹊部很沉重而限制了你的行動，不妨放慢彎身的速度，讓你的體重略微施壓，感受身體的抗拒。要有耐性，聽從身體的反饋再決定是否適宜繼續推進。

停留於此式三到五分鐘。

解除時，先吸氣，運用雙手或腹部肌肉從尾椎開始將脊椎抬起，雙腿伸直，以手撐地靠向後。以這個姿勢稍做休息後，再換腿重複同樣的動作。

針眼式

躺下，腳放在地板上，膝蓋彎曲，將右腳踝放在左膝上，將左膝拉近胸口，兩手抱住小腿脛，手指交叉（圖9.4）。你的左手臂由左腿外側伸過來，右手臂從兩腿之間穿過。當你將膝蓋往身體方向拉近時，薦骨要往下壓，肩膀和頭平靠在地面上。如果你的雙手無法輕鬆地伸到前方交握，可以以兩手拉住一條帶子，並可放一條小毯子在頭部下方，讓你的下巴和額頭保持同樣的高度。

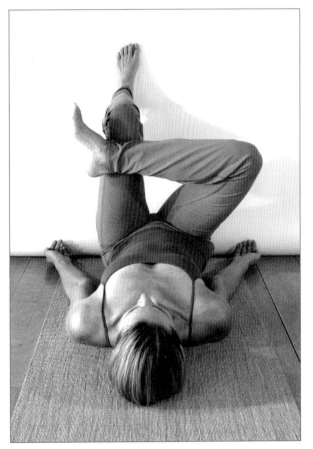

圖9.5 針眼式變化1

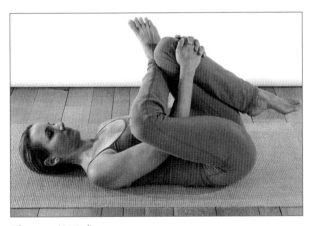

圖9.4 針眼式

左腳腳踝放輕鬆,閉上眼睛,停留於此式約三到五分鐘。

如果你覺得這個姿勢伸手交握太困難,可以選擇用左腳壓住牆面後,以右腳踝跨到左膝上,同時將雙手平放在地板上(圖9.5)。依照靠牆抬腿式的指示,然後讓右腳踝靠放到左膝上。彎左膝,並將左腳盡量靠下方踩著牆面,但不可將薦骨抬離地面。雙手輕放在地板上或腹部上。解除時,將右腳移回牆面上,再扭轉雙腿落地。兩邊都停留三到五分鐘後,彎膝滾向身體側面,再以雙手的力量坐起。

人面獅身式

依照41頁的描述做人面獅身式(圖9.6)。

海豹式

依照43頁的描述做海豹式(圖9.7)。

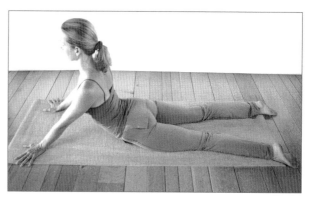

圖9.7 海豹式

童式

依照42頁的描述做童式(圖9.8)。

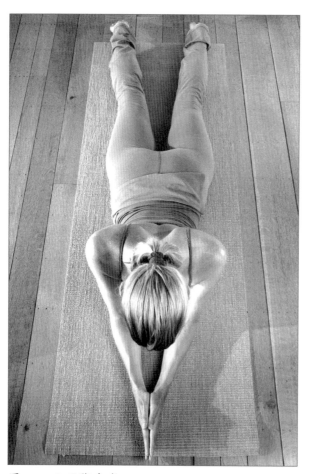

圖9.6 人面獅身式

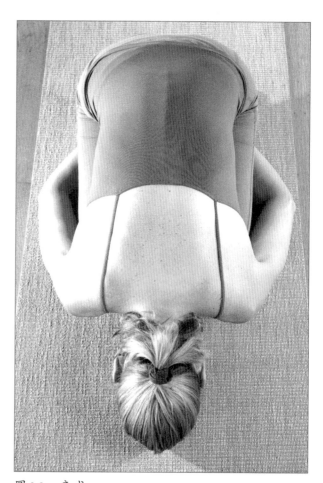

圖9.8 童式

睡天鵝式

　　這個外翻的姿勢會影響通過身體側面臀部外側的膽囊經絡，並施壓於鼠蹊部以滋養肝臟經絡（圖9.9）。

　　在童式中，吸氣，同時右膝向前伸，脛骨和膝蓋壓向前方的地板上，在右臀的右側。如果你的右腿無法靠到地面或者膝蓋很敏感，可以在右臀下方墊一條捲起的毯子或枕頭（圖9.10）。

　　回頭看，左腿要在左臀後方伸直，同時左臀前方對著地板。整段時間或有時候，你可以以雙手撐地支撐體重，以防膝蓋受壓（圖9.11）。

　　如果你前臂貼地，手肘應用力壓向地板，同時將身體重心轉回到臀部。你可以將此式想成是臀部必須重而膝蓋必須輕，絕不可以膝蓋受重壓而臀部卻很輕鬆。

　　如果你仍覺得這個姿勢對你的右膝可能有危險的話，就要完全避免，以針眼式來取代（參見63頁）。停留於此式約三到五分鐘。

　　解除時，雙手撐地，吸氣；呼氣時，將右腳縮回大腿下。以童式休息片刻後，再換邊重複做睡天鵝式。

蜻蜓式

　　此式會影響通過大腿內側的肝臟脈絡（圖9.12）。完整的敘述，請見50頁。

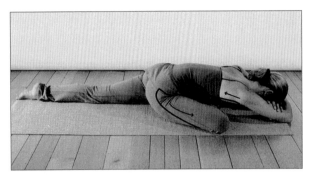

圖9.9　睡天鵝式——線條顯示膽囊經絡

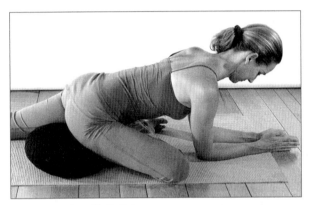

圖9.10　睡天鵝式變化1

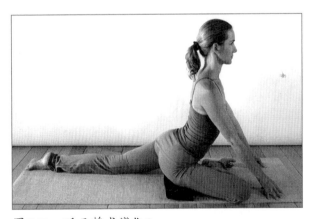

圖9.11　睡天鵝式變化2

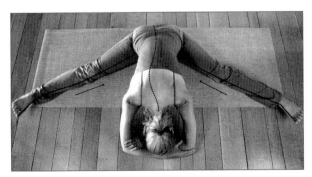

圖9.12　蜻蜓式——線條顯示肝臟經絡

屍臥式

躺下，手臂與腿在距離中心數呎外平伸，手掌向上（圖9.13），或將雙手輕放在腹部上。雙腳向前壓或放輕鬆，讓地板承受你的重量，敞開心胸，讓思想沉澱。

在拉張並施壓於肌肉組織之後，現在你應該讓身體充分休息，讓天生的復原機制在全身的系統中啓動。我們體內這種有機的精神身體反應，會沖掉無用的生理污染物及心理垃圾，並灌注新的活力和自然的清醒。

在此式中停留五到十分鐘，以便充分休息。

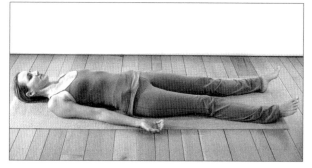

圖 9.13　屍臥式

肝臟／膽囊之長時間組合式

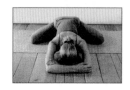
張膝童式

人面獅身式，或海豹式

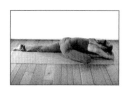
睡天鵝式，或針眼式

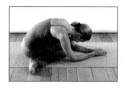
鞋帶式

側鞋帶式（兩邊都做）

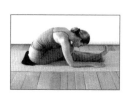
半鞋帶式

坐姿扭轉式
（現在回頭從睡天鵝式開始換邊重做）

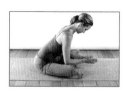
方塊式（兩邊都做）

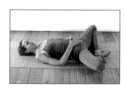
臥姿蝴蝶式

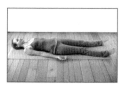
屍臥式

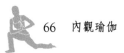

這些姿勢的組合強調臀部中外側部位的輪動，以促進膽囊和肝臟的經絡。你必須先以一側做出數個姿勢，強化氣在這一側的流動後，再換邊做同樣的姿勢。如果這樣做讓你感到極為費力而無法放鬆的話，你可以仍然依序照做，但選擇只做右側或左側。這些姿勢（舒張臀部外側）對多數人而言比較具有挑戰性，因此我在開始不久及在中間時，各插入一個腎臟的姿勢（海豹式和半鞋帶式），使你可以恢復活力，並幫助你在身體和情緒受到壓力時能夠堅持不懈。

張膝童式

此式（圖9.14）拉動大腿內側和鼠蹊部的肌肉，藉以打通肝臟通路。

自童式中將膝蓋盡可能拉開，臀部仍坐在腳心上，向前彎身，以前臂或前胸支撐身體，頭可以枕在前臂上或彎到一邊。如果你要保護受傷的鼠蹊部位，就需留意膝蓋張開的程度。

於此式中停留三到五分鐘。解除時，手伸向前方，吸氣，同時將臀部抬離地板，然後屈起單膝，拉回身體中心，接著再拉回另一側膝蓋。在這個被動的姿勢停留過一段時間後，最好不要將雙腿靠攏。

回復童式後，休息片刻。

人面獅身式

依照41頁的描述做人面獅身式（圖9.15）。如果你的背彎幅度可以更大，就依照43頁的描述做海豹式（圖9.16）。

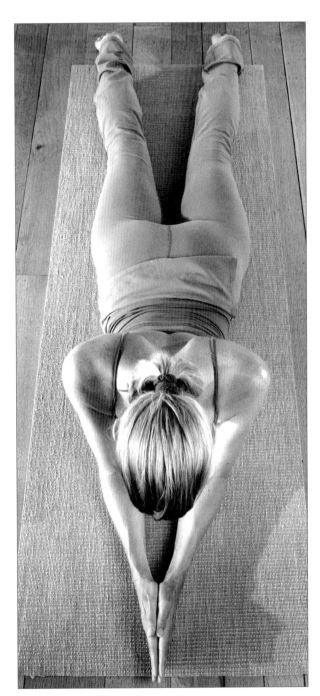

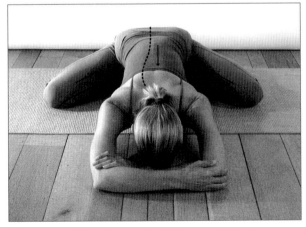

圖9.14　張膝童式——線條顯示肝臟經絡

圖9.15　人面獅身式

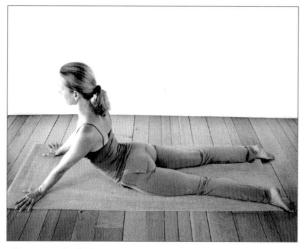

圖 9.16　海豹式

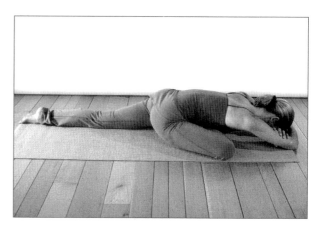

圖 9.17　睡天鵝式

睡天鵝式

依照65頁的描述做睡天鵝式（圖9.17）。

鞋帶式

以雙手支撐身體坐起，將後腿伸到前面，依鞋帶式將右大腿跨到左腿上（圖9.18）。依照62頁的指示做此式及其變化式。

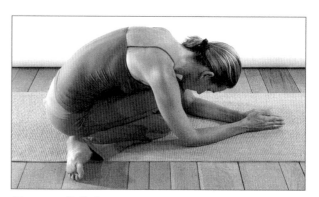

圖 9.18　鞋帶式

側鞋帶式

坐下，右腿跨到左腿上，兩膝交疊，身體重心放在右側坐骨上。左手沿著地板伸向外側，與左臀成一直線。如果你的左手已伸到很遠的地方，而你的坐骨右側卻仍靠著地板，就讓左下臂貼靠地面，頭也倒向左邊（圖9.19）。

停留二到三分鐘，回到中心，做半鞋帶式。

半鞋帶式

此式繼續滋潤著通行於右臀外側的膽囊經

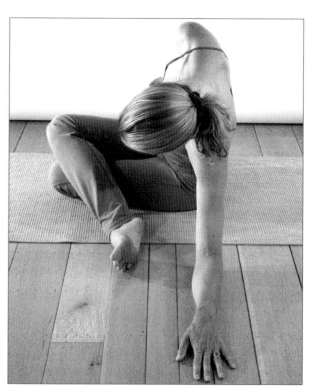

圖 9.19　側鞋帶式

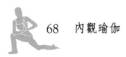

絡，同時伸長的左腿也影響並強化膀胱經絡（圖 9.20）。

　　從鞋帶式中（捲起的毯子仍放在坐骨下方，使你從臀部微向前傾），左腳伸到前面。如果你覺得左膝不穩，可以藉助左側的四頭肌來做這個姿勢。如果過度拉張腿筋，就在左膝下面放一條捲起的毯子，以免完全伸直。假如你因為臀部或下背太緊而無法將身體彎向伸出的腿，最好以針眼式（見63頁）替代此式。

　　停留於此式，做三到五次深呼吸。解除時，吸氣並挺直身體。

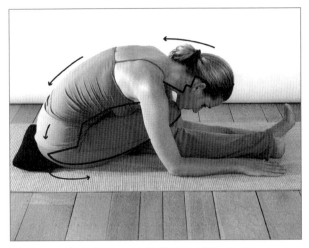

圖 9.20　半鞋帶式——線條顯示膀胱經絡

坐姿扭轉式

　　此式影響著通行於臀部側邊的膽囊經絡，以及通行於鼠蹊部位的肝臟經絡（圖 9.21）。

　　從半鞋帶式中屈左膝，左腳貼近右臀，右腳放到左膝外側的地板上（右膝應懸在半空）。左手或手肘繞過右膝，將左手放在左腳上。右手可以放在身後的地板上用來支撐，也可以放在左大腿內側。如果這樣很勉強，或者會對你的左膝造成危險，就將左腿伸向前（圖 9.22）。左手也可以放在不同的地方，例如放在右腿上（圖 9.23），或穿過右膝與右手交握（圖 9.24）。

　　在活躍的扭轉式中，你會不斷地拉抬和扭轉；但在這裡，你只要讓身體保持姿勢，挺胸，緩慢的深呼吸。緩慢的深呼吸可使氧氣在通過消化系統時，對橫隔膜進行內部的按摩。

　　於此式中停留三到五分鐘。解除時，呼氣並放鬆左臂，右腳回到左腳邊，以童式休息片刻。

　　從童式中，將左膝往前伸，然後讓左半邊身體重複做自睡天鵝式起的姿勢組合。就像之前一樣，接著做鞋帶式、側鞋帶式、半鞋帶式、坐姿扭轉式、然後是童式。

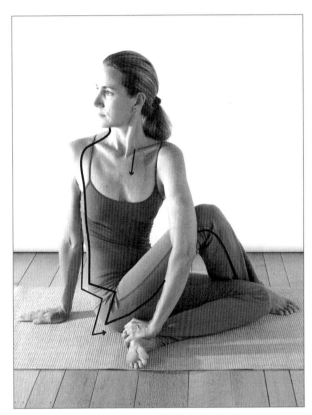

圖 9.21　坐姿扭轉式——線條顯示膽囊經絡

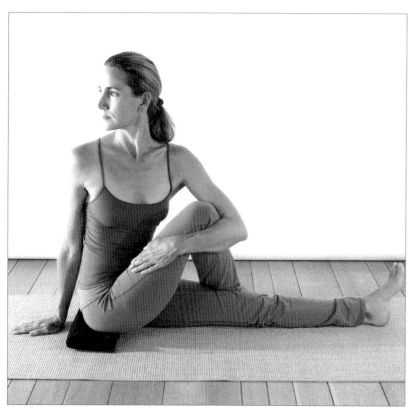

圖 9.22　坐姿扭轉式變化 1

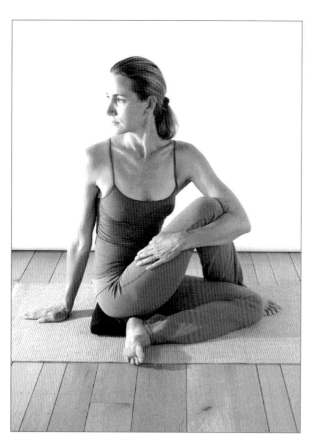

圖 9.23　坐姿扭轉式變化 2

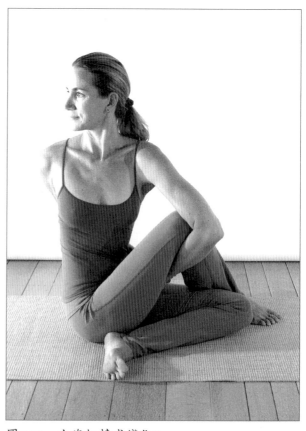

圖 9.24　坐姿扭轉式變化 3

方塊式

此式會影響通行於臀部外側的膽囊經絡，並對鼠蹊內部的肝臟經絡造成壓力（圖9.25）。

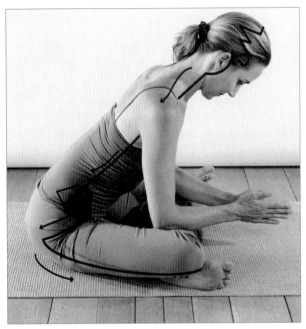

圖9.25　方塊式——線條顯示膽囊經絡

盤腿而坐，右腳放在左膝上，左腳放在右膝下，右小腿脛在左小腿脛上。可以在坐骨下方放一個墊子，使骨盆略向前傾。當你俯視時，應該看到雙腿之間形成的三角形。如果你的右膝無法放在左腳上，可在右大腿下方和坐骨下放一條毯子（圖9.26）。

如果這個姿勢對左膝造成太大的壓力，就將右腳放在膝蓋外側的地板上，盤腿而坐就好（圖9.27）。假使坐著前彎並不會造成下背疼痛，你便可以自臀部將體重壓向前，前臂放在小腿脛上，或將前臂完全靠在脛骨前面的地板上（圖9.28）。

在此式中停留三到五分鐘。解除時，吸氣，並使脊椎回復挺直，向後仰靠，讓雙腿伸直，以雙手支撐身體休息片刻後，再換邊重複做同一式。

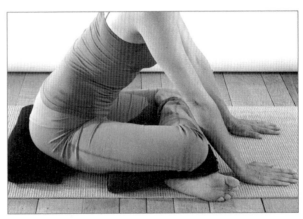

圖9.26　方塊式變化1

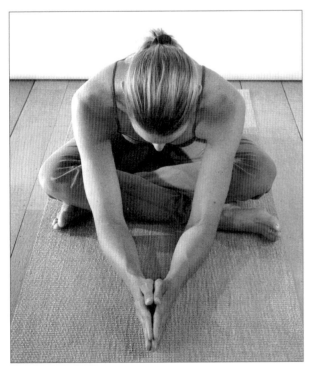

圖9.27　方塊式變化3

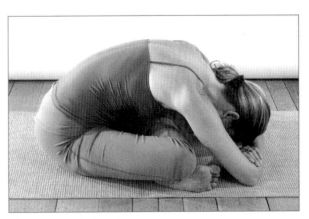

圖9.28　方塊式變化3

仰臥蝴蝶式

依照39頁的描述做仰臥蝴蝶式（圖
9.29）。

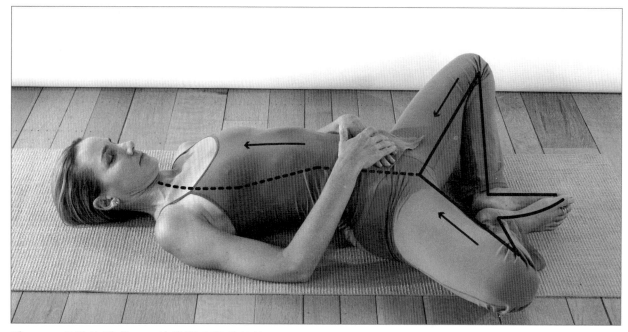

圖9.29　仰臥蝴蝶式——線條顯示肝臟經絡

屍臥式

依照47頁的描述做屍臥式（圖9.30）。

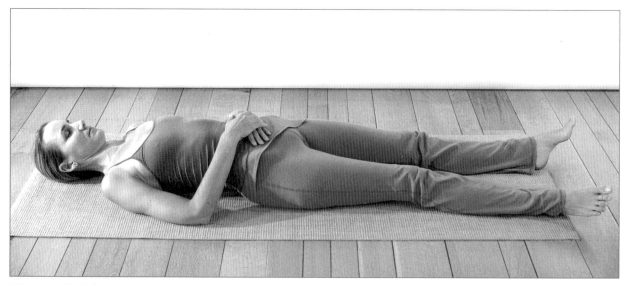

圖9.30　屍臥式

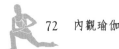

10. 脾臟與胃

　　脾臟和胃是最容易受到飲食影響的兩個器官。就和其他對器官經絡一樣，脾臟和胃這一對器官的生理特質也不相同，但其能量、精神與情緒特質卻極為相似。沒有脾臟，就像沒有膽囊一樣，我們仍活得下去，就算摘除了脾臟（或膽囊），其能量作用仍流通於經絡，並繼續影響我們的身體。

生理特質

脾臟

　　脾臟是重要的消化器官，儲存血液（在緊急狀態下可供應血液給全身），與心臟差不多大小。脾臟位於胃部的左後方，在橫隔膜下面，會製造將紅血球消滅並回收再生的淋巴細胞。脾臟也是白血球在對抗感染時圍捕有機體的部位。

胃

　　胃位於橫隔膜左邊，在食道和大小腸之間，是主要的消化器官，接收食物並開始溶解和分配的過程。有用的養分被送到脾臟，不純淨的成分被送到小腸以進一步過濾。食物通常會在胃裡三到四小時後才會被分派。胃的作用是非常寶貴的，因為它供應我們各個層面的能量，無論是生理、精神或心靈的成長。攝取未受污染（且適合我們體質）的食物和水，對健康作用極為重要，因為飲食會對胃氣的健康造成最大干擾。

能量特質

　　脾臟被視為其他器官的生命來源，因為它萃取經攝取後的食物與飲料的養分，再將它們轉變為血液和氣。脾臟會把這種「穀氣」向上送達肺部，再由肺將血液和氣加以合成。當脾臟的氣不平衡時，整個系統都會變

得不和諧，使身體的氣受到損害或血液變得不純淨。

　　當脾臟的氣平衡時，我們的循環就會和諧，這使我們可以吸收生命所有的層面，使身體精神（psychosomatic）得到滋養，我們會覺得踏實、性感和充實。當脾臟的氣失衡時，整個身體精神便無法得到足夠且有用的能量，造成懶散、疲弱、呆滯，而我們的睡眠、呼吸和思想能力等也都會失調。潰瘍、厭食症、肥胖症、不孕症、或覺得頭重腳輕，都是脾臟氣不足的徵兆。脾臟／胃氣與我們的觸覺以及唾液分泌和嘴部相關。

情緒特質

　　脾臟氣和土元素相連結，也關係著我們的內心是否感到充實，會影響身體、精神與心靈所有層面吸收養分的能力。脾臟氣是自我與外界的聯繫，會將綠花椰和胡蘿蔔轉變成我們的一部分。這種適應的特質，在心理上會影響到我們即興創作的靈感，和我們評估狀況並適度反應的能力。脾臟氣也會影響我們和周遭世界的關係，因為滿足感和完全接受自己的能力，會讓我們與其他人、事、物建立和諧的關係。

　　不平衡的脾臟氣會令人感到焦慮、緊張、擔心、亂想、渴望別人同情、且生活失去重心。這些情緒長期侵擾會造成易怒和嘴巴破皮，因為嘴是脾臟的感覺之門。

精神特質

　　脾臟氣會影響思路的清晰，這也是建立關係並儲存理解力和洞察力的能力。當種種感受和想法蜂擁而至時，脾臟氣會以有意義的方式予以統籌，創造未來的成就。不和諧的脾臟氣會造成固執、偏激，且缺乏彈性。

11. 脾臟與胃器官經絡的陰瑜伽組合

脾臟與胃經絡

　　脾臟經絡由大腳趾的中間開始，向上通過腿的內側，與肝臟通路相鄰。它由鼠蹊進入軀幹，再進入胃和脾臟，通過橫隔膜、胸腔和心臟，最後在舌根下面終結。

　　胃經絡始於鼻子旁邊，向下通過橫隔膜，進入胃和脾臟，再沿著腿部往下走，直通到第二根腳趾為止。

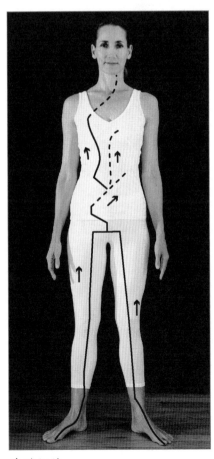

脾臟經絡

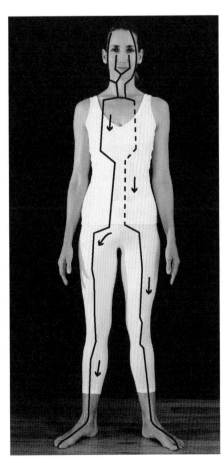

胃經絡

脾臟／胃之簡短組合式

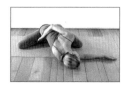 張膝扭轉童式

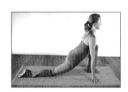 龍式（兩邊都做）

 馬鞍式，或人面獅身式

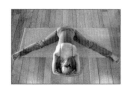 蜻蜓式

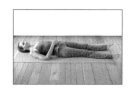 屍臥式

張膝扭轉童式

此式會影響沿行於大腿內側的脾臟經絡，扭轉的姿勢也會滋養從腹部前面通過的胃經絡（圖11.1）。

先做出童式，然後盡可能張開雙膝，臀部保持往後靠近雙腳。身體朝左側扭轉，右肩移向左膝並靠著地面，手臂平伸向前。左手可以繞過背部，放在下背上，也可以一直伸到右大腿內側。頭靠到地上或右臂上。

於此式停留三到五分鐘。解除時，藉呼氣時鬆開左手。當你推地起身時，身體重心先移向另一側，左臂往右移動，以左肩支撐，再縮回右臂，停留三到五分鐘。解除時，邊呼氣邊將右手放回地上，然後吸氣並以右手推地起身。現在你的兩手同時支撐你的體重，將兩膝同時縮回，回復童式。在這個被動的姿勢停留幾分鐘後，最好不要立刻將雙腿靠攏，先將一邊膝蓋往身體中心移動後，再移動另一邊。以童式休息片刻。

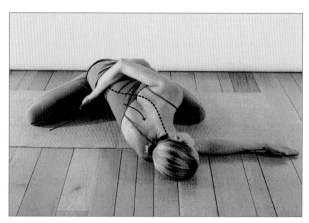

圖11.1　張膝扭轉童式——線條顯示脾臟經絡

龍式

從童式中，四肢趴地並以雙手撐起身體，左腳往前跨。將臀部向前往左腳拉，直到你覺得右腿內側上方已有足夠的壓力為止。你可以以雙手或指尖壓地支撐身體（圖11.2），或以雙手抱住左腳，讓右腿盡可能往後伸直。

你也可以將雙手或手肘放在前腿的內側（圖11.3）。如果你懷有身孕，這個姿勢會特別有幫助。

於此式停留約三到五分鐘。解除時，將身體重心從左腿拉回，呼氣，並將左膝移到和右膝平行的位置。換邊時，右腳伸向前，重複動作，同樣停留三到五分鐘。解除時，將右膝縮回到與左膝平行的位置，以童式歇息片刻。

圖 11.2 龍式——線條顯示胃經絡

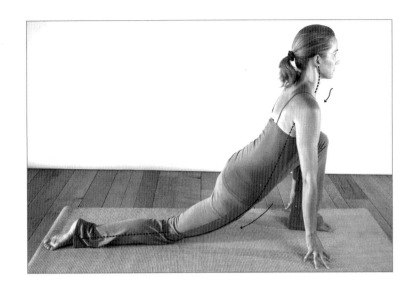

圖 11.3 龍式變化1

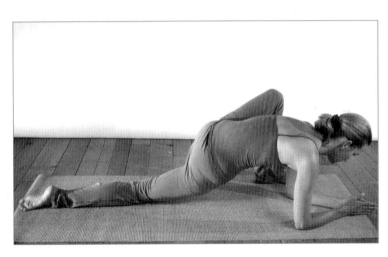

馬鞍式

　　依照39頁的描述做馬鞍式（圖11.4）。由於我們主要是要強調大腿上側胃經絡流通之處，因此在馬鞍式中，雙腳可以放在臀部兩側，而不是放在屁股下。如果這個姿勢對你的膝蓋有危險，就依照67頁的描述改做人面獅身式（圖9.15）。

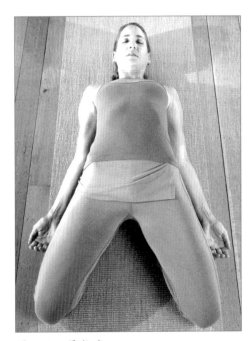

圖 11.4 馬鞍式

蜻蜓式

蜻蜓式會刺激由大腿內側通過的脾臟經絡。依照50頁的描述做蜻蜓式（圖11.5）。

屍臥式

依照47頁的描述做屍臥式（圖11.6）。

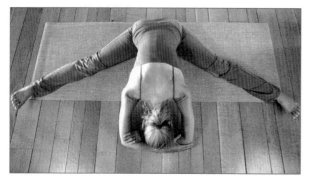

圖11.5　蜻蜓式——線條顯示脾臟經絡

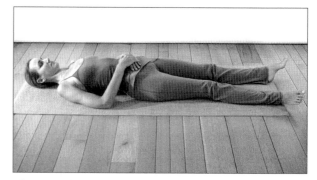

圖11.6　屍臥式

脾臟／胃之長時間組合式

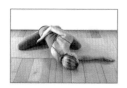
張膝扭轉童式

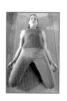
馬鞍式

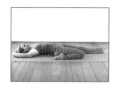
半馬鞍式

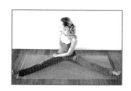
扭轉蜻蜓式

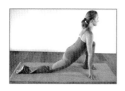
龍式（兩邊都做）

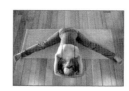
蜻蜓式，或蝴蝶式

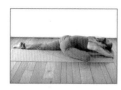
睡天鵝式
（兩邊都做，由左膝
前伸開始）

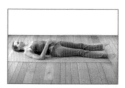
屍臥式

童式
（重複左腿後疊之半馬鞍式以
後的各式）

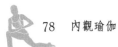

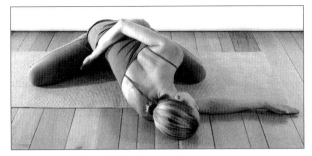

圖 11.7　張膝扭轉童式

張膝扭轉童式

依照76頁的描述做張膝扭轉童式（圖11.7）。

半馬鞍式

此式會刺激向下流到大腿上側的胃經絡（圖11.8）。

從童式中，靠右側坐起身，左腿伸直，右腿保持向後折疊，腳放在臀部附近。雙手或手肘支撐向後仰，也可以完全仰臥到地上。如果你不想要讓右膝那麼彎曲，就在屁股下面和右膝後方放墊子或枕頭（圖11.9）。也可以在背部和頭部下面放墊子支撐。

在此式中停留三到五分鐘。

解除時，吸氣，並以手肘以及雙手支撐起身，藉助腹部肌肉脫離這個姿勢。左腳伸向前，做龍式。

如果你想做此練習的變化式，可以先於半馬鞍式中做幾個姿勢後再轉爲龍式。從彎背的姿勢坐直，右腿保持折疊，雙膝張開，然後朝左腿彎身向前（圖11.10）。停留三到五分鐘。吸氣，抬起身體，雙腿保持原來的姿勢不動，將身體對準兩腿之間向前彎（圖11.11）。停留三到五分鐘。最後，右腿仍向後折疊，雙膝仍然張開，向右扭轉身體，左手繞到右腿外側，右手繞過後背按住左腿內側，或者放在身後的地板上（圖11.12）。

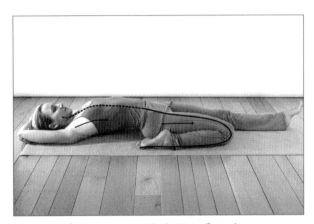

圖 11.8　半馬鞍式──線條顯示胃經絡

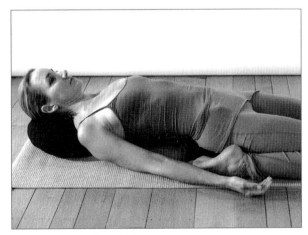

圖 11.9　半馬鞍式變化1

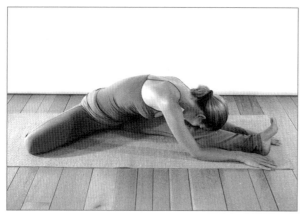

圖 11.10　半馬鞍式變化 2

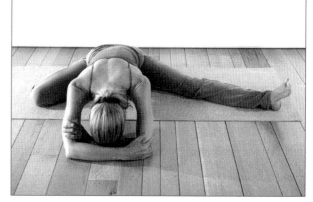

圖 11.11　半馬鞍式變化 3

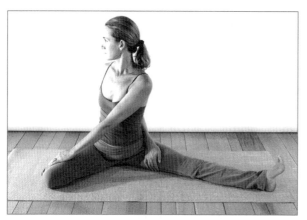

圖 11.12　半馬鞍式變化 4

龍式

　　自半馬鞍式中坐起身，左膝跨向前做龍式。身體重心放在前面，左腳在前，右腿朝後伸直（註：這可以使半馬鞍式中彎曲的右腿得到抒解）。

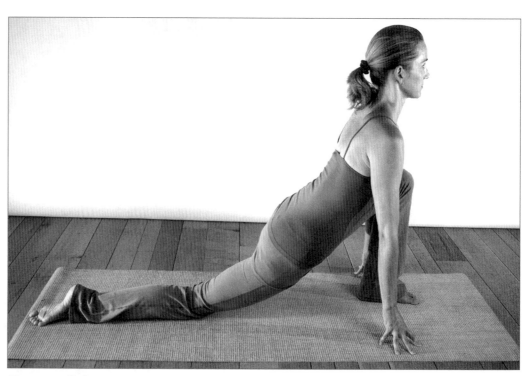

圖 11.13　龍式

睡天鵝式

此式會刺激通過前腿鼠蹊部和後腿內側的脾臟經絡（圖11.14）。

自龍式中，左腳朝右側移動，以睡天鵝式將腳脛和膝蓋靠到地板上。（註：照片中顯示的是右腳，但在此組合式中，你要先從左腿做起。）左膝移向左側，使左腳與身體中心成一直線。詳細指示請參見65頁。

於此式中停留三到五分鐘。

解除時，吸氣提臀，同時將左腳縮回左臀下，回復童式。

換邊重複做此式，於半馬鞍式中將左腿折疊，然後像龍式和睡天鵝式那樣將右腳跨向前。解除時，以童式休息片刻。

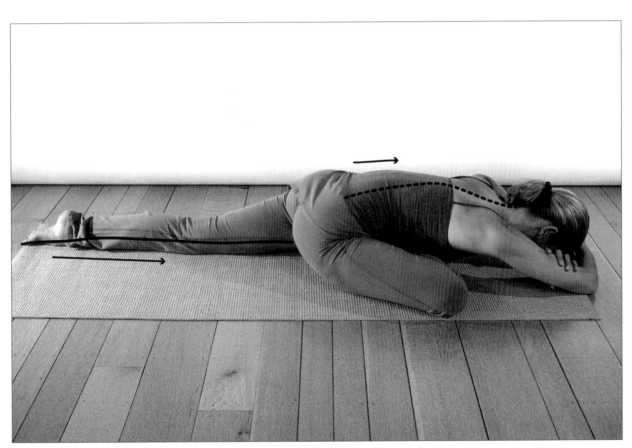

圖11.14　睡天鵝式——線條顯示脾臟經絡

馬鞍式

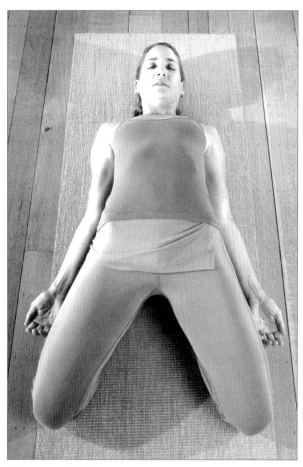

圖 11.15　馬鞍式

依照39頁的敘述做馬鞍式（圖 11.15）。

此式會刺激沿著腿部內側的脾臟經絡，以及通過腹部外側的脾臟和胃經絡（圖 11.16）。

雙腿伸向前，挺胸坐直，將雙腿盡量朝兩側張開。如果無法將雙腿拉得太開，不妨彎曲膝蓋，腳底平放在地板上，身體再向前彎。右手繞過背後按住左腿根，左手向右壓住右腿外側。如果你的右手無法完全繞過背後，可以放到背後的地板上。脊椎在臀部之間保持挺直，同時身體向右扭轉。頭可以轉向右或向左，或先向右再向左轉。

於此式中停留三到五分鐘。解除時，呼氣，放開雙手，讓身體轉回中心。向另一側重複扭轉的動作。

蜻蜓式

依照50頁的敘述做蜻蜓式（圖 11.17）。也可以依照38頁的敘述做蝴蝶式（圖 11.18）。

扭轉蜻蜓式

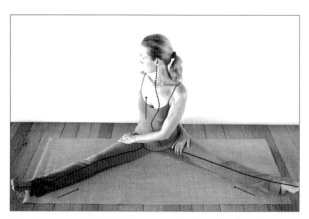

圖 11.16　扭轉蜻蜓式——線條顯示脾臟經絡

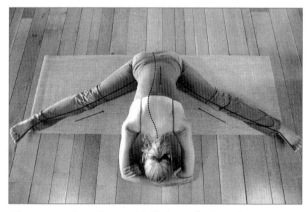

圖 11.17　蜻蜓式——線條顯示脾臟經絡

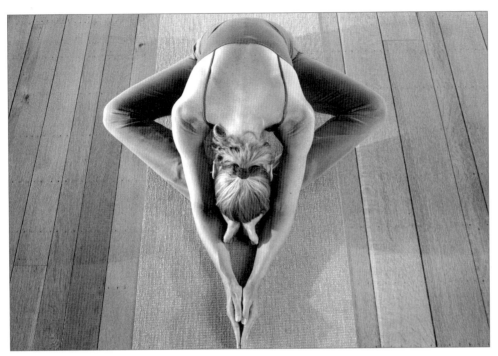

圖 11.18　蝴蝶式

屍臥式

依照47頁的指示做屍臥式（圖11.19）。

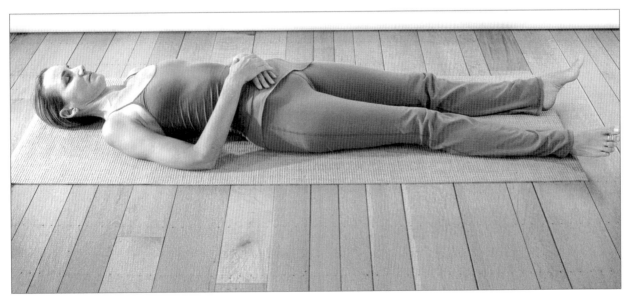

圖 11.19　屍臥式

12. 肺部與大腸

　　肺部是提供全身生命力的系統，我們全身的作用都仰賴肺部維持。在生理上，肺雖然並不與大腸相連，但兩者具有相同的能量特質，使它們共同形成持續吸取養分且排泄廢物的體系。

生理特質

肺部

　　肺部是非常複雜的海綿組織，從鎖骨延伸到橫隔膜，幾乎充滿了整個胸腔。右肺分為三片肺葉，但左肺只有兩片（因為心臟的位置）。肺部的工作攸關性命：我們每天呼吸兩萬三千次，吸入的空氣經肺部過濾後，將新鮮的氧氣送到血液中，血液再將氧氣運送給每一個細胞。我們呼氣時，也透過肺部將血液中的二氧化碳（食物經代謝作用後產生的廢氣）排出。肺部是個龐大的系統，負責吸氣、過濾、吸收、運用和排除。

大腸

　　大腸長約五呎，包含結腸和直腸，是我們儲存和清除廢物之處。大腸收集垃圾，並負責吸收水分及排出固體的廢物。當廢物累積時，系統因必須承受過多負擔，便可能導致腹瀉或便秘，造成面皰或頭痛。

能量特質

　　肺部被認為是最柔軟的器官之一，因為肺是藉內在之氣吸入外在之氣的第一個部位，是我們補充能量的主要途徑，並有助於體內器官的作用。肺部透過吸氣，接收從天而降的純淨之氣，並將此氣向下推，成為腎臟能量的根源。如果我們常常感冒或常覺得身體不適，一定是肺氣（與保護之氣相關聯）衰弱之故。鼻子、喉嚨與肺部緊密相關，因為它們是呼吸作用的通道。當肺氣不足時，體內的任何部位都可能產生氣不足或不順，而身

體的反應是在許多層面上都沒有吸收的能力，症狀包括過敏、氣喘、支氣管炎、呼吸系統失調、喘氣、咳嗽、喘息、起紅疹、蕁麻疹等。肺氣不良可能引發的毛病還有風濕痛、脊椎惡化，以及喉嚨與食道痙攣等。這些毛病都根源於保持所有系統暢通的網絡出了問題。

皮膚被認為是「第三個肺」，與面皰、紅疹和蕁麻疹（與脾臟氣也有關聯）等問題相關。肺部的元素是金，我們的溝通系統是由金所組成。如同泥土中的礦物質提供土壤養分，大多數的組織都必須由金來加強，所以肺氣滋潤並強化了身體的每一個細胞。金屬導引電流，就像呼吸導引氣一樣。肺氣與我們的嗅覺以及鼻子相關。

情緒特質

肺—大腸氣關係到勇氣和崇敬，使我們具有體驗並把握珍貴時刻的能力。崇敬是指感到悲痛卻不絕望，使我們在感受美時會因敬畏而哭泣。當肺氣失衡或不足時，會引發失落的痛苦。與此器官相關的每一種情感，都可說是對生命的自然反應。然而當這些情緒變得失控或延長時，對我們的整體健康就會有害。肺氣不良所表現出來的不僅是長時間的傷痛，也可能是感覺情感停滯或無法表達悲痛。

精神特質

健康的肺—大腸氣關係到面對困難的韌力、堅忍的意志和個人的自信心。當肺氣不足時，思想就會困頓、停滯、混亂。

13. 心臟與小腸

　　心臟的輻射遍及每一個細胞，並直接影響我們的創造力，以及與他人交流和溝通的能力。正如肺臟與大腸的關聯一樣，心臟和小腸就生理上而言，不但在體內相距遙遠，且各司其職；可是在能量上，兩者卻具有相同的特質，互相呼應。

生理特質

心臟

　　心臟位於胸腔內的肺部之間，是相當大的肌肉組織，既無骨骼也非內臟組織。它稱為心肌，是因為具有骨骼之肌肉的力量和收縮力，但同時又具有內臟器官不隨意的控制。心臟的大小和拳頭差不多，位於中央但尖端向左傾斜，負責將具有氧氣的血液送到全身。

小腸

　　小腸盤繞於腹腔中央，消化的過程多半在這裡進行。小腸接收沒有完全分解的食物，繼續進行分離和吸收。對身心所有的層面而言，小腸分辨哪些是重要的，哪些是可以丟棄的。當火元素不平衡而使小腸熱過頭時，就會引發痔瘡、腹痛、腹瀉和便秘。

能量特質

　　心臟—小腸氣的主要作用是管理血液。氣與血的關聯猶如陰與陽。中醫對血的看法與西醫大不相同，血被視為氣的陰層面，是被動地接收，而非主動地投入。氣是活躍的，但血卻讓我們可以擁抱並接收已經被創造出來的物質。氣使我們有能力回應，但血使我們有能力對靜止不動感到安適自在。

　　心臟被視為至高無上的經理，監督身心的一切作用。心臟導引能量，

並與生命原則緊密相關，因爲心跳律動賜給我們生命。心臟—小腸氣若平衡，我們就會活躍且充滿生命力；當心臟—小腸氣失衡時，就會導致循環不良、動脈硬化、手腳冰冷、熱潮紅、胃灼熱、消化不良、靜脈瘤、痔瘡或心臟病。心臟和小腸與火元素有關，活躍地橫掃人生的每一個範圍。心氣與我們的味覺相關，所以對應的是舌頭。

情緒特質

心氣被視爲統管整個王國的君主：

> 《黃帝內經》靈樞第八章說，肝臟經常與心臟一起運作，激發情緒，因爲「魂（hun）隨著靈而流通四處」。魂儲存於肝臟中，靈則儲存於心臟中，因此此二器官在情緒混亂的過程中會一起運作。
>
> ——江永平，DOM博士

心氣若健康，我們就會覺得暖和、營養充足，並感受到天生的喜悅、內在的平靜與和諧，而且可以建構健康的人際關係。心氣關係著我們生命的中樞與精神，因此心氣失衡時，容易感到極度的悲傷、迫切、哀痛和沮喪；心氣不足時會感到疏離，而心氣過多時則會覺得冷漠、度量窄、殘酷和憎恨。當小腸氣失衡時，分辨的能力下降，混亂的訊息和情緒主宰一切，使得內在系統退化。當心臟—小腸氣和諧時，我們就可以感受到與生俱來的幸福，並可感受與人生的各個層面密切相連，無論我們是在天堂或在地獄中。

精神特質

健康的心氣會使心智增長，並促進生命的連結，體會生命各個層面的密切關連。健康的心臟—小腸氣使我們感受人生基本意義所在，也會讓我們在經歷許多改變時，保持適應力和執守目的。當心臟—小腸氣失衡時，我們會因沮喪或對事情與人的憎恨，而失去與自己和他人聯繫的能力。

14. 肺部、心臟與大小腸之器官經絡的陰瑜伽組合

肺部、心臟與大小腸的經絡

　　肺部經絡始於身體中央，向下進入大腸後再彎向上穿過橫隔膜，進入肺，由鎖骨前方通過，再向下通過手臂內側，最後在拇指指尖結束。

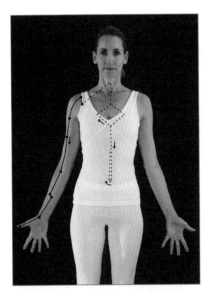

肺部經絡

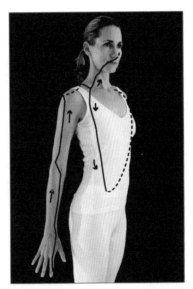

大腸經絡

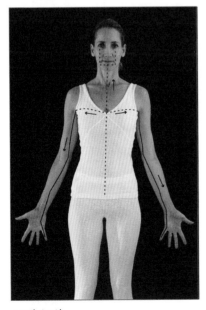

心臟經絡

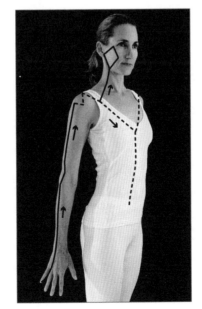

小腸經絡

大腸經絡始於食指指尖，由手臂後側向上通到肩膀，從這裡會有一條穿過頸部和嘴部，到達鼻子的一側；另一條則向下進入肺部、橫隔膜和大腸。

心臟經絡共有三個分支，每一分支都始於心臟。其中一條向下通過橫隔膜，通向小腸；另一條向上通過喉嚨和舌頭，直達眼睛；第三條在通過胸腔後，沿著手臂內側向下直抵小指指尖。

小腸經絡始於小指，經由手臂外側向上到達肩膀，然後分為兩條：一條向下通過心臟、橫隔膜、胃、到小腸；另一條向上通過臉部、眼角，到達耳朵。

以下四種經絡並不在本書的範圍內，但我仍在此加以解釋，好讓讀者瞭解完整的十四條經絡。若想知道更詳細的內容，請參閱本書後面所附的「建議書單」。

心包經絡、任脈、三焦經絡和督脈

心包經絡是一個包著心臟的囊袋，而心臟

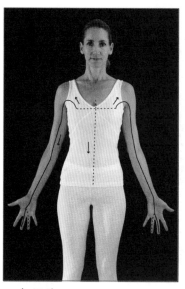

心包經絡

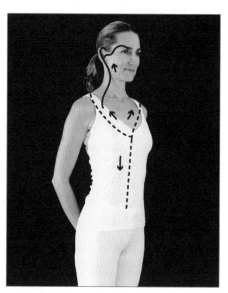

三焦經絡

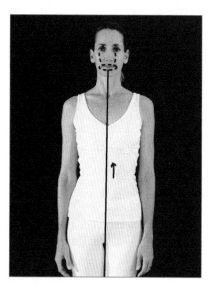

任脈

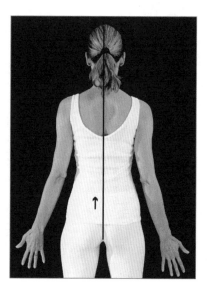

督脈

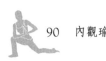

90　內觀瑜伽

正是對應的經絡開始之處。其中一條向下通過橫隔膜，和下腹部肚臍下面幾吋之處；另一條沿著手臂內側向下通到中指指尖，主導著愛情和親密關係、循環、荷爾蒙，以及性功能，因此也被稱爲「性循環」經絡。中醫推測有數百種症狀與心包的作用有關，且是西醫通常不會診斷出來的。心包和三焦被認爲是中醫最偉大的貢獻之一。

三焦經絡始於無名指，沿著手臂通到肩膀，並在此分爲兩支：其中一條穿過心包和橫隔膜，向下直抵肚臍下方幾吋之處；另一條向上通到頸部，繞過耳朵和頭，繞行臉部。雖然從生理結構上看不出關聯，但三焦被認爲控制著體內所有的熱作用，並維持所有器官的運作。三焦與身體的三個部位相關，又稱爲三個燃燒區：上、中、下。「上」就是心臟和肺部，與呼吸作用和循環作用相關；「中」是指胃、脾臟、膽囊、肝臟、胰臟和小腸，關係著消化；「下」是大腸、膀胱和腎臟，主掌排泄。三焦有問題時，會造成各種身體和情緒的困擾，因爲它會把「陽火」能量分佈到體內所有的器官。

任脈經絡始於骨盆內的會陰部，沿著身體的中線向上，繞行嘴唇，最後到達眼睛。

督脈經絡始於骨盆腔，其中一條向上進入腎臟，但主要的經絡沿著脊柱中央向上進入腦部，再繞過頭頂，經過額頭和鼻子，到達上牙齦。任督二脈的經絡一起調解全身的陰（人脈）和陽（督脈），當此二脈的經絡和諧時，潛伏於體內的大量能量就會被釋出，沿著中脈上升到腦部，滋養精神，加速一個人精神面的發展。

肺部／心臟／大小腸之簡短組合式

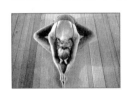
蝴蝶式

夸特狗式

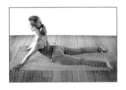
海豹式

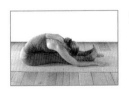
完全前彎

童式

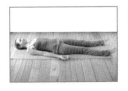
屍臥式

蝴蝶式

透過此式，我們向前彎曲時施壓於軀幹和腹部，刺激肺部、心臟、小腸與大腸經絡（圖14.1）。參見38頁對如何做此式的完整敘述。

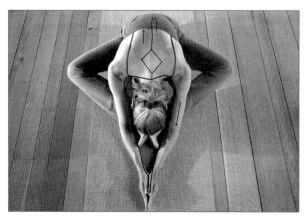

圖14.1　蝴蝶式——線條顯示肺經絡

海豹式

透過此式，我們將胸膛往前拉抬，遠離腹部，並敞開身體前方（圖14.2），這樣可以刺激肺部和心臟經絡。請參見43頁對如何做此式的完整敘述。你也可以刺激手指頭的壓力點，影響上半身的每一條經絡：拇指是肺經絡，食指是大腸經絡，中指是心包經絡，無名指是三焦經絡，小指則包含心臟和小腸的經絡點。

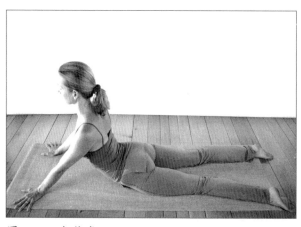

圖14.2　海豹式

童式

依照42頁的指示做童式（圖14.3）。

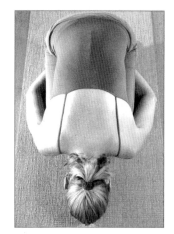

圖14.3　童式

夸特狗式

由於肩膀關節與上臂輕微受壓，因此此式可刺激肺部和心臟經絡。做此式時，可用力壓按手指以刺激每根手指的點，如同海豹式中的建議（圖14.4）。

由童式中向前，以四肢趴地，將左臂以九十度彎曲，伸向右上臂，並將右臂向前伸，以手肘撐地。臀部在膝蓋上方抬高，雙膝應以臀部的寬度分開。將頭枕到前方的手肘上，或直接枕到前半臂上。背部應拱起，腹部和腋下

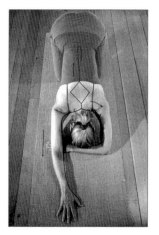

圖14.4　夸特狗式——線條顯示肺經絡

懸向地面。如果你的肩膀很敏感，可以在頭部下方放一個枕頭將肩膀墊高（圖14.5）。

停留於此式約三到五分鐘。解除時，吸氣，並恢復四肢著地。你可以做幾次深呼吸以緩和脊椎，然後再換邊。兩邊都做過之後，以童式修習片刻。

完全前彎式

此式會刺激通過軀幹與腹部部位（受到壓力）的肺、心臟和大小腸經絡（圖14.6）。請參閱46頁的完整描述。

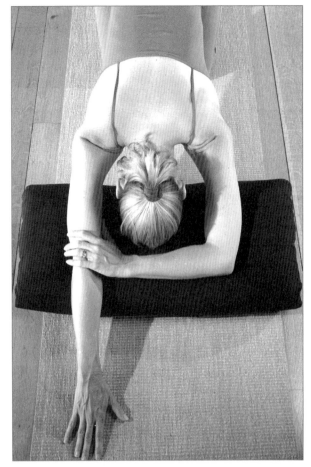

圖14.5　夸特狗式的變化式

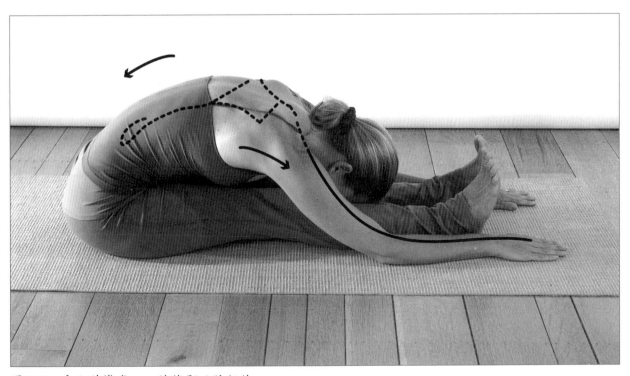

圖14.6　完全前彎式——線條顯示肺經絡

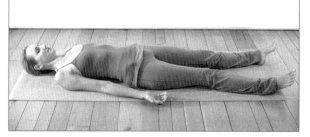

屍臥式

依照47頁的描述做屍臥式（圖14.7）。

圖 14.7　屍臥式

肺部／心臟／大小腸之長時間組合式

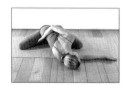
張膝扭轉童式
（兩邊都做）

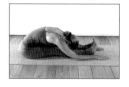
完全前彎式

人面獅身式

蝸牛式

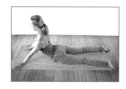
海豹式

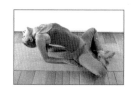
魚式

童式

臥姿脊椎扭轉式
（兩邊都做）

夸特狗式

抱膝靠胸式

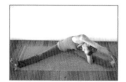
側蜻蜓式

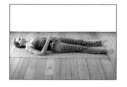
屍臥式

張膝扭轉童式

　　當我們扭轉到側邊，闊胸並擠壓腹部時，此式（圖14.8）可刺激肺、心臟和大小腸經絡。請參見76頁對如何修習此式的完整敘述。

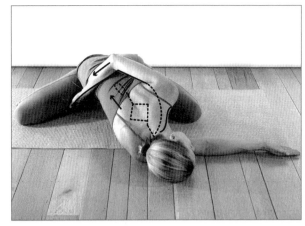

圖14.8　張膝扭轉童式——線條顯示肺經絡

人面獅身式

　　此式與海豹式會刺激通過胸腔以及腹部的肺、心臟和大小腸經絡，因為胸部抬高擴張，腹部也被拉長伸展（圖14.9）。參見41頁對如何修習此式的完整敘述。

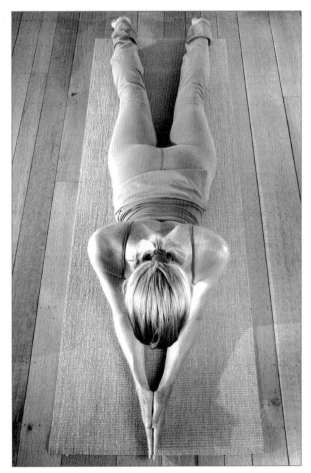

圖14.9　人面獅身式

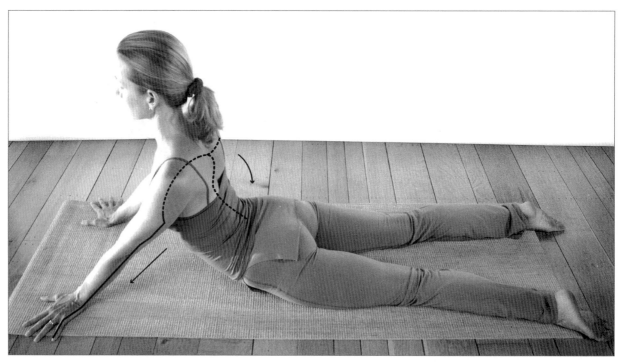

圖 14.10　海豹式——線條顯示心臟經絡

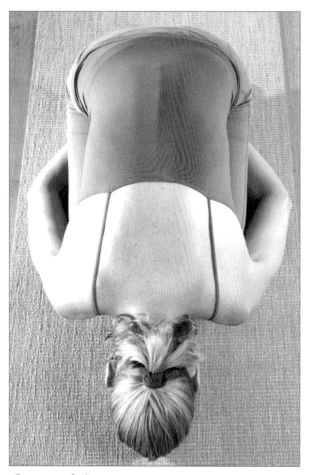

圖 14.11　童式

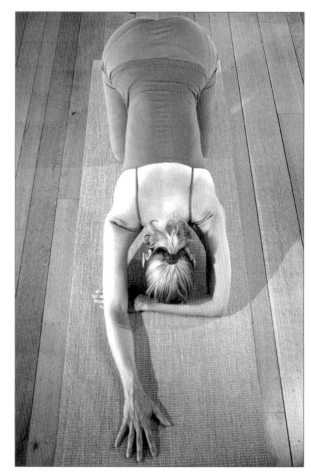

圖 14.12　夸特狗式

海豹式

依照43頁的描述做海豹式（圖14.10）。

童式

依照42頁的描述做童式（圖14.11）。

夸特狗式

依照92頁的描述做夸特狗式（圖14.12），兩側都做。

側蜻蜓式

當你將胸部與腹部的肌肉組織拉向一側，使一側受到壓力，另一側的肌肉拉長，同時延展肩膀與上臂的肌肉時，此式可刺激肺、心臟和大小腸經絡（圖14.13）。

坐直，雙腿拉開如張腿馬鞍式，將重心轉移到坐骨上，彎身向左，左手肘放在大腿內側的地板或墊子上（圖14.14），讓你的頭靠到左手上。你的右手可以靠放在身側，也可以以右臂繞過頭部（或以右手摸左腳）。於此式停留三到五分鐘後，放鬆左手肘，轉動軀幹，使臉朝下靠向左腿，雙手放鬆平伸到腿部兩側（圖14.15）。

於此式停留三到五分鐘。解除時，吸氣並抬起身體，使身體回復到中央位置，呼吸數次後，再換邊重複做一次。

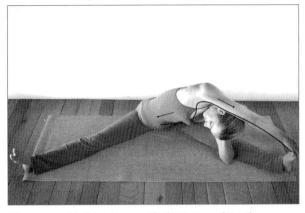

圖14.13　側蜻蜓式——線條顯示心臟經絡

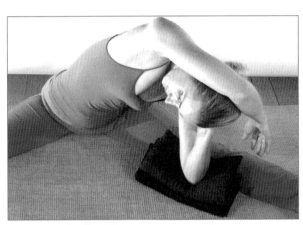

圖14.14　側蜻蜓式變化式1

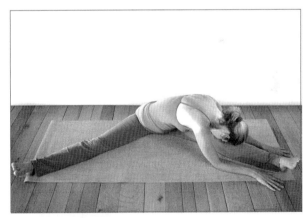

圖14.15　側蜻蜓式變化式2

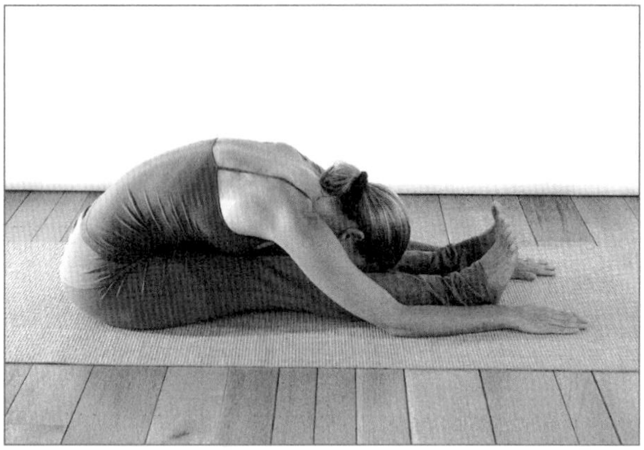

完全前彎式

依照46頁的描述做完全前彎式（圖14.16）。

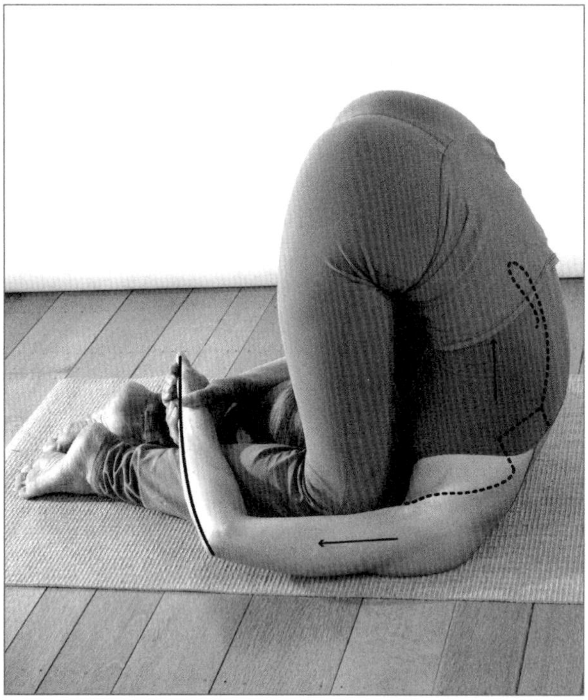

圖14.16　完全前彎式

蝸牛式

在此式中，你會緊壓胸與腹部的肌肉組織，同時拉長整個背部的肌肉，因此可以刺激肺、心臟和大小腸的經絡（圖14.17）。

躺下，雙手平貼於身體兩側，吸氣，並將膝蓋彎起，拉到頭部上方。身體重心保持在上背，而非頸部。當你的雙腳已落到地板時，將膝蓋拉下到頭部兩側的地板上。雙手置於小腿肚上，以一手握住另一手的手腕，但手肘應放在兩側。如果你的雙腳無法碰到地板，就用雙手撐住下背部（圖14.18）。如果你正好在經期的頭幾天或頭部有感染（如眼、耳、鼻或牙齒發炎）或頸部有任何敏感，可以省略此式不做。

於此式中停留三到五分鐘。

解除時，將雙手放到地板上，呼氣，同時運用腹肌慢慢將背部壓回地板，以避免造成頸部的壓力。彎曲膝蓋，將雙腳放到地板上，身體平躺，並將頭緩慢地由一側移向另一側。停留並呼吸數次。

圖14.17　蝸牛式──線條顯示肺經絡

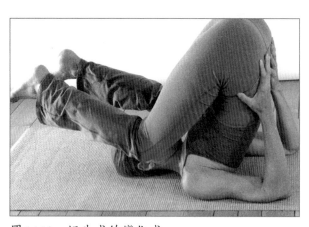

圖14.18　蝸牛式的變化式

魚式

此式中,當你敞開並擴張前胸時,會延展胸與腹部的肌肉組織,刺激肺、心臟和大小腸的經絡(圖14.19)。

將雙腳併攏,如蝴蝶式一般,兩手手肘放到後方肩膀下側的地板上。拱背,並抬起胸部。頭向後仰,靠到斜方肌上,或向前低垂到胸前。雙手一直放在臀部兩側。

於此式中停留二到三分鐘。解除時,將手肘向前移,然後將下顎壓向胸前,躺下,雙腿向前伸直。

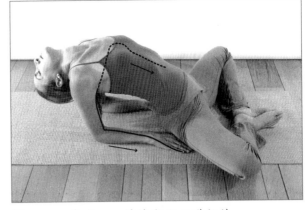

圖14.19　魚式——線條顯示心臟經絡

臥姿脊椎扭轉式

做此式時,你的手臂高舉到身體上方,擴張胸部,並擠壓腹部的肌肉組織,因此肩膀後側會感受到壓力,可刺激肺、心臟和大小腸的經絡(圖14.20)。依據51頁的指示,分別向兩側扭轉,且每一側都需停留三到五分鐘。

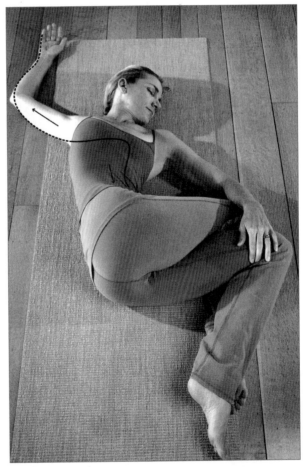

圖14.20　臥姿脊椎扭轉式——線條顯示心臟經絡

抱膝靠胸式

躺下,將膝蓋向上提到胸前,雙手在小腿脛骨上交握(圖 14.21)。薦骨、肩膀和下巴都要向下壓。

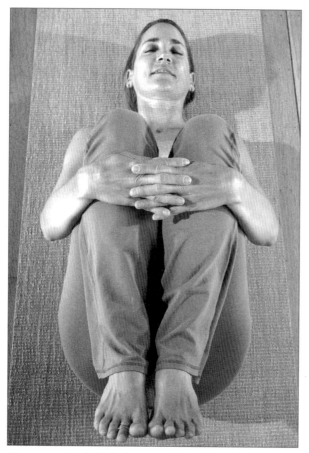

圖 14.21　抱膝靠胸式

屍臥式

躺下,雙臂和雙腿放在離身體中心數吋處,掌心朝上。如果最近你的下腹感到很緊,可以在膝蓋下面放一條毯子或長枕頭。也可以在頭部下方放一條薄毯子,以增加頸部的支撐。如果雙手放在肚子上會比手心朝上放在地板上舒服,不妨把手放到肚子上(圖 14.22)。於此式中停留五到十分鐘。

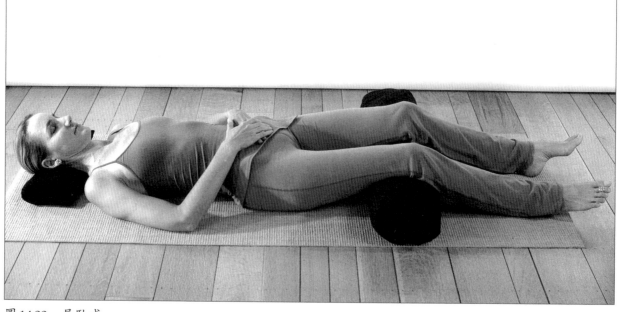

圖 14.22　屍臥式

15. 陰瑜伽中的意識狀態

現在，我們可以將注意力轉移到陰式瑜伽中的意識狀態。每次開始做一個姿勢時，我們要同時注意呼吸，而在最後時刻就要讓意識放鬆、沉思，不要過於活躍。開始修習時，就要注意以呼吸加強我們的專注力，讓思想較易於沉澱。當我們的心靈保持在一個沒有壓力的狀態中，我們的能量就會自然回復平衡；而當我們的能量和諧時，不僅身體會比較容易放開，思想也會保持一種輕鬆的沉思狀態，為冥想的深刻體會做好準備。

陰瑜伽的呼吸控制法

呼吸控制法是運用我們天生的智能將注意力集中於呼吸，驅動氣分佈到全身各處。這種強化的訓練包含三個層面：吸氣（puraka）、呼氣（rechaka），以及呼與吸之間的空檔（kumbhaka）。藉由改變呼吸和屏息，可以增進體內之氣的本質和動能。透過有技巧的控制，呼吸可以為身體、能量和心靈帶來許多益處。就身體而言，有助於增加血液中的氧氣，增強消化、排泄、循環和呼吸系統。就能量而言，修習呼吸控制法有助於使我們體內流動的氣達到平衡、集中、和諧。當我們的能量不平衡時，氣就會散漫且疲弱，常會造成難以預測且焦躁的情緒，並以無法控制且混亂的狀態流露出來。然而一個修習瑜伽的人，會把「氣」蘊含在身體的中心，他的感情面會很富足，思想也會很清晰。

透過呼吸控制法，我們嘗試降低洩出的「氣」，並活化存在於體內的能量本質。如果注意力不集中，根本不可能達成。我們的心智與氣的品質緊密相關，而我們的呼吸會影響氣的本質。當我們集中注意力，運用呼吸使能量體達到平衡時，對我們的整體健康會有一種統合的效果。

整合我們的思想和呼吸，我們會體驗能量與心智保持放鬆但清晰的狀態，而這種狀態對身體具有極佳的治療效果。最重要的要素是集中注意力。當我們注意呼吸時，我們便開始集中注意力，同時也提升了冥想的意識。因此，修習呼吸控制法是進行冥想之前的必要步驟，因為這會將心智與我們體內的氣連結起來，增強我們對此時此刻的知覺。

氣息可以被視為內在循環的催化劑。當我們有意識且從容地充分運用橫隔膜時，就有助於增強氣在體內各處的分佈。這種呼吸稱為「勝利式呼吸法」（或喉式呼吸法，「Ujjayi」即「勝利」之意），具有許多好處。當我們將每次呼吸的韻律放慢時，對神經系統會有舒緩的效果，並可解除身體的緊張，幫助我們更感到放鬆。當我們放鬆時，便可將注意力集中於呼吸時發出的聲音，而這有助於減少分心，並將我們的心靈導向內心深處的平靜。如此聚焦於呼吸，有助於我們以更輕鬆的方式集中精神，使身體和心靈都做好準備，接受更深刻的整合。請翻到109頁進一步瞭解這個方法。

　　一旦你已瞭解勝利式呼吸法，便可進一步增進它的三個層面：將注意力集中於每次呼吸的長度、深度和方向。一開始，先放慢呼吸，以大約五秒鐘的時間吸氣，對吸氣最後接著而來的呼吸靜止要保持知覺，接著以同樣的時間（約五秒）呼氣。當你的肺部完全淨空時，要對其休止空間保持知覺。

　　你必須留意四個節奏。第一是吸氣的動作；第二是吸飽氣之後的休止空間；第三是呼氣的動作；第四是在所有的氣都已排出而下一口氣尚未產生之前的靜止。當你以這種方式傾聽呼吸時，學習對明顯（呼吸的動作）和微妙（呼吸之間無形體的空間）的事實保持專注，便可對動與靜之間的恆常交流有更進一步的洞察。

　　讓這個韻律持續，不要刻意，同時傾聽呼吸的順暢度，只要注意到有過度用力、沉重或短促之處，就要使其緩和。呼吸第二個必須留意之處就是它的深度。呼吸的聲音有助於你探測它的深度。當你呼吸淺、或用力、或無意識的呼吸時，聽起來就會像是走音的管樂器，音符刺耳且不協調。我們慢慢成為呼吸的藝術家，如音樂家為演奏時調音一樣精確地傾聽。當你將每次呼吸從開始、中間、到最後的聲音都調整好時，便自然而然且毫不費力地增加了它的深度。這時，呼吸聽起來就像一條遠方的河流，既穩定又清晰。

　　在調整好呼吸的長度與深度後，現在我們可以聚焦於第三個層面：方向。當我們吸氣時，通常吸氣的模式是擴張肺部，並將能量向上移動排出。瑜伽修習者稱此向上的模式或風動為「生命之氣」（prana vayu，譯註：流動於橫隔膜到喉嚨之間，與心跳、呼吸、說話和循環系統有關，可強化肺部和神經的連結）。當我們呼氣時，通常呼氣的模式是收縮呼吸的肌肉，並將能量向下移動排出。這個向下的模式或風動，稱為「下行氣」（apana vayu，譯註：是從肚臍到腳底的氣流方向，控制著生殖和女性生理期的功能，對應的器官是腎、大腸、肛門）。瑜伽修習者藉由阻止這兩種內在循環離開身體，進而將其導向彼此以及身體的中心，便有可能使它們活化。要完成這個步驟，就要運用思想和想像力，在我們吸氣時將上行風

向下移，而在呼氣時將下行風往上推。

這是個相當簡單的技巧。當你以五秒鐘的間隔緩慢吸氣時，要去感覺氣的流入，並將知覺沿著身體中心向下移動，到達骨盆底，將會陰部（在肛門和生殖器之間）稍微往內縮，就好像用磁鐵吸住向下移動的吸氣。現在你的吸氣已經快完成了，你的注意力應該放在脊椎底部，去感覺底部微妙的吸力，此處稱為「海底」（mula）。當你這樣做時，會陰部會具有氣橋的作用，將向下且散漫的氣重新導回身體中心，並使上行風與下行風結合而增強兩者的本質，使更多強化的氣通過整個身體的中央。這個骨盆底內縮的動作，傳統上稱為會陰收束法（Mula bandha，參見168頁）。當你開始呼氣，讓你的會陰彈鬆，就像跳彈簧墊一樣彈開，並將氣向上導回心臟中央，最後在開始呼氣之處，也就是胸腔，結束呼氣的動作。

這個吸氣時向下移動而呼氣時向上移動的動作，會促使身體中心更有效地吸收氣，因而增強我們的能量，也幫助我們集中精神。在做每一式的頭兩、三分鐘，都要持續這種注意呼吸之長度、深度與方向的呼吸訓練。

控制呼吸與脈輪觀想

身體內部的經絡通道，從稱為脈輪之沿行中央通路的渦流中心取得能量。道家認為這些渦流中心就像能量的鍋爐，是心靈的力量與身體的作用融合之處。脈輪收集並轉變能量，同時將能量分佈到整個體系中，是有形的身體與能量及無形的空間交會之處。脈輪是能量體的肺，且每一個振動的輪都有其獨特的作用，以不同的方式影響我們整體的健康。

瑜伽修習者建議，身心的健康仰賴每個脈輪的自然運作。雖然脈輪的基本能力依我們的體質而定，但也有可能透過精神的集中使它們活絡。由於脈輪是能量體的來源或泉源，當脈輪缺少活力或受損時，我們的身心健康也會受害。

若我們已經生病了，使執掌此作用的脈輪重新得到活力，將會直接影響我們恢復平衡的能力。有許多古老且通常機密的修行可以影響脈輪，這些訓練被稱為喚醒脈輪，只有在合格的老師指導下方可嘗試。我們在此僅集中於在陰瑜伽中做起來很安全的集中精神與觀想技巧，藉以改善脈輪及受其滋潤之經絡的某些基本作用。

脈輪是氣息的發動機，也是增強的氣息活動發生之交會處，然後氣息便能通過經絡流到身體所有的部位。要增進脈輪的活動，必須透過集中精神和觀想才可能達成。先前我們已經說過，只要將注意力集中於身體的某些部位，不要分心，就可使精鍊的氣息聚集在這些地方。在我們完成吸氣或呼氣的過程後，也就是在氣息的休止期間，我們可以專注於某些部位而強化這個過程。如果我們想要影響肋骨下面的一個脈輪，最好在身

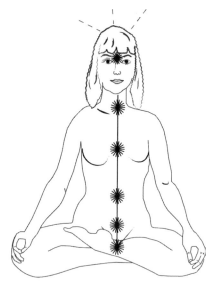

體前彎而讓此部位受壓時，專注於此處；而在呼氣終結時，將注意力集中於這些脈輪所在的下腹部。呼氣之後屏息的練習，稱為「呼氣後止息」（langhana，意為禁止或減少），指一種減少的能力，對腹部區域的器官和下面的脈輪都有益處。如果你有消化、排泄或生殖器官等問題，或者腎臟、脾臟或肝臟氣不足，就應該在練陰瑜伽針對這三處經絡的動作時，修習這個方法。

假如我們想要影響肚臍上面的一個脈輪，最好是在向後彎背，完全吸氣之後，當氣集中在胸腔及上面的區域時，將注意力放在這些脈輪上。這個練習稱為「吸氣後止息」（brmhana，意為擴張），指擴張的能力。這個練習會為身體帶來活力和暖熱，對於和循環或呼吸系統相關的毛病極有助益，也可促進肺部、心臟和腸胃的健康。「吸氣後止息」應在陰瑜伽針對這幾處經絡的動作中進行。

要記住，在止息之後，如果你注意到下一次吸氣時很弱或很費力的話，就要停止。呼吸和心跳頻率是相互依賴的，所以當呼吸不順時，脈搏就會加快，對身體造成危險。在練習控制呼吸時，務必要感到輕鬆自在，並能沉著地觀察每次呼吸的品質。

脈輪觀想

每個能量渦流對身體和心理的層面都有特定的作用。以下是對每個脈輪，以及如何將注意力集中於這些脈輪的簡短解釋和說明。

海底輪（Muladhara）

「Mula」的意思是「根」，「dhara」的意思是「底」。海底輪位於肛門上方，靠近會陰或子宮頸之處，關係著我們體內蟄伏的力量＊、我們的安全感、我們對物質的需求，以及排泄作用，同時也關係到腎臟、膀胱和小腸經絡。

生殖輪（Svadishthana）

「Svadishthana」這個字的原意是指「一個人的住所」。這個脈輪位於外生殖器和薦骨的上面及後方，此部位與我們的感官和性慾相關，我們無意識的素質，以及集體的無意識。生殖輪掌控有關生殖的一切、直覺，還

＊這個創造力被比喻為在脊椎底部睡眠的蛇，叫做「昆達里尼」（蛇王）。當昆達里尼開始甦醒，這個力量就被稱為「莎克緹」（Shakti），是所有自然的、宇宙的進化過程中，女性能量的來源。這個嘗試「喚醒」脈輪的練習，目的是將體內這股強大但蟄伏的能量釋放出來，使身心轉變出愈來愈精煉的作用和意識層面。想要更進一步探討這個主題，請參見本山博士所著的《喚醒脈輪與解放》（*Awakening the Chakras and Emancipation*）。

有腎臟、膀胱和小腸的經絡，以及這些器官的作用。

臍輪（Manipura）

「Manipura」意思是「充滿珠寶」。臍輪位於肚臍後方，與腹腔神經叢相對應。這個區域是我們的意志力、創造力、想像力和消化作用所在之處，掌管消化系統的經絡，包括胃、脾臟、肝臟和膽囊。

心輪（Anahata）

「Anahata」意為「連續不斷」。此脈輪位於心臟右側，與我們對愛和同情的渴望、循環系統和碰觸感有關，執掌心臟和心包經絡。

喉輪（Vishuddhi）

「Vishuddhi」意為「純淨化」。此脈輪位於喉嚨，與我們的精神動力、溝通能力和呼吸系統相關，掌管肺部經絡。

眉間輪（第三隻眼，Ajna）

「Ajna」意為「得知」。此脈輪位於腦部核心，兩眉之間，所以常被喚為「第三隻眼」。與我們的心智、洞察力和清晰度，以及自主神經系統和荷爾蒙分泌系統相關，掌控督脈與膀胱經絡。

頂輪（Sahasrara）

「Sahasrara」意為「千瓣蓮花」。頂輪位於頭頂，掌管我們的大腦皮質、整個神經系統，以及全身的器官和組織。也與稱為「一味」（One Taste）之非二元意識之高度精鍊的思想特質有關。頂輪並不與任何特定的經絡相連結，而是與所有的經絡連結。

強化下半身脈輪的方法

在做任何坐姿前彎之式，如蝴蝶式或鞋帶式時，要將注意力集中於引導吸入之氣向下推到會陰部，同時將呼出之氣推回胸腔。是否需要將注意力特別集中於排泄作用和踏實的感覺（聚焦於會陰部第一個脈輪），或與生殖器官及／或直覺（聚焦於下腹部第二個脈輪），或與消化系統及／或活力及創造力（聚焦於肚臍後方第三個脈輪），可以自行決定。

呼氣時，當你完全將氣排出後，將注意力集中於這三處的其中一處，停留二到三秒。接著將注意力移到胸腔，開始吸氣，再將注意力往下導向骨盆底。呼氣，且在排出空氣時，再次將氣沿著身體中心往上推。在呼氣結束時，再次於同一個脈輪的位置暫停數秒。在你停留於某一式時，持續

以此方式呼吸二到三分鐘。如果你停留時長達五分鐘，可以在最後兩、三分鐘以放鬆保持覺知的方式集中注意力（關於陰瑜伽有關專注力更詳細的解說，請參見第十六章和第二十章）。

當你開始做下一式時，如果是前彎的姿勢（或同一式的另一邊），就重複同一個技巧。切記前幾分鐘要聚焦於呼吸控制和脈輪觀想的練習，最後幾分鐘則要以輕鬆但覺知的方式專注於全身上下各處。假如你在一個練習中想要加強某幾個區域，可以在每一個姿勢中輪流專注於不同的脈輪。

強化上半身脈輪的方法

在做馬鞍式、人面獅身式、海豹式時，將注意力集中於引導吸入之氣向下推到會陰部，同時將呼出之氣推回胸腔（做蝸牛式或魚式時，也可練習這個方法）。是否需要將注意力特別集中於與循環系統和愛情受挫、氣餒消沉、缺乏溫暖或憎恨等感覺（聚焦於心臟內的第四個脈輪），或與呼吸系統和精神生活迷惘無依的感覺、或溝通等相關的問題（聚焦位於喉嚨的第五個脈輪），或與荷爾蒙分泌、膀胱作用不良、或缺乏警醒、清晰或洞察力等問題（聚焦於兩眉之間的第六個脈輪），可以自行決定。

吸氣時，如之前一樣，將氣從胸腔向下推向會陰部。當你的氣完全充滿時，將注意力移到三處之一，停留二到三秒，再開始呼氣。將注意力轉回到會陰部區域，從那裡呼氣，同樣將氣向上推回胸腔。在下一次吸氣結束時，在同一個脈輪的區域再次停留數秒。當你停留於某一式時，持續以此方式呼吸二到三分鐘。如果你停留時長達五分鐘，可以在最後兩、三分鐘以放鬆保持覺知的方式集中注意力。

陰瑜伽中的正念

我們現在可以從這種專注方式（這對於將氣息集中於身體不同的部位相當有用，並有助於這些區域重新取得平衡），前進到一種更放鬆的專注。如果我們強制且不停地導引氣的方向，或持續對情感或心靈的狀態做回應，氣息就會變得渙散失衡。只要以放鬆的方式集中注意力，就可以達成心靈的平衡，對能量和情感體有立即促進和諧的效果。在持續的干預下，我們無法認知未受污染、無須添加或改正的思想本質。

正念本身並不是一種加強的訓練，而是我們所採取的一種態度，使我們可以放開操縱時機的所有動機，發展觀察但不加以干預的能力。只要多加練習，這種注意力精錬的本質便會在我們身上造成三種顯著的改變。第一是我們紛亂且渙散的思考習慣會消失，這有助於我們誠實且清楚地瞭解自己和他人。第二種效果是我們負面且急遽增加的痛苦會被驅散，使我們

的行為模式有所改變。要達成這種效果，並不是藉由將痛苦加以壓抑，而是透過一種探詢、保持興趣且包容的態度加以審視。第三，我們的本質或天生的特質，會從性格的反應模式脫離出來，變得清楚且可以掌握。當我們脫離平日抱持不放的身分和反應時，就會顯露出我們與生俱來的開放坦率。

將注意力集中於呼吸數分鐘後（如前一節所描述的），就要放開，進入放鬆的專注；亦即讓注意力保持對身體某些特定感受（還有情感和內心的想法、房裡的聲音和溫度等等）的知覺，不要干預你所注意到的任何事物。對任何層面都不要嘗試加以減弱或增強；反之，在你的姿勢中保持靜止，激發自己去體驗此時此刻的意願，內心不可有任何抗拒。如果你開始對抗這些感覺，就讓自己直接觀察緊張的每一個層面，包括生理和心理的層面，暫時不要評斷你應該要有任何其他的感覺（當然，除非你感到疼痛、發麻，那麼你就應該立刻解除姿勢）。

讓你的注意力集中於臀部或下背，任何感覺最強烈的地方，並仔細觀察：這裡有形狀、溫度和紋理嗎？當你一邊觀察一邊感覺動靜時，留意這種感受有沒有引起任何振動，在每一次呼吸和每一個時刻之間有所變化。你可以不要強求或操控，只是融入其中，在看似牢不可破的阻礙中看出微妙的改變嗎？這是一種屈服的練習。隨著每一分鐘過去，你對體能極限不加以抗拒的能力一定會愈來愈難維持；但隨著難度增加，而你持續練習，你能掌握此刻且在面對挑戰性的感受和情緒時保持不反應，你所展現出的便是勇氣與成熟。

在這個練習中，你抱持的態度是樂意（willingness），而非故意（willfulness）。我們並非要堅決等待時間過去，好脫離姿勢以再次感到輕鬆；我們是要增進警覺和自在的能力，儘管需面對生理與心理不適的挑戰。如果你的感受太強烈，令你招架不住，你就要稍微調整姿勢以減輕強度，這樣才能繼續進行心的練習。

這種對注意力的訓練，是正念練習的基礎。當我們在面對體能限制的挑戰（但不具有過度的威脅）時開始放鬆身段，便可能會發現一扇門，無限供給我們開放的心靈。這種態度帶給我們的身體直接的和諧。透過這扇門，我們也可以解除心靈的各種侷限、各種規避的策略、或控制與對抗經驗的習慣。最終，我們也許會學到儘管我們在蝴蝶式中臀部或鼠蹊部有強烈的感覺，但內心卻得以保持平靜——清楚且專注。

當你停留在彎背的姿勢時，有時隨著憤怒（關係到膽囊的不協調）或懼怕（與腎臟相關的情緒）的情緒產生，你可能感到臀部外側有種堵塞。持續關注內心所產生的情緒，但不要將這些情緒表現出來，讓它們有呼吸和移動的空間，並且不要認為它們難以對抗或具有極高的挑戰性而去加以體驗。這些情緒不再被阻塞於無意識中，反而會成為富饒的基地，為未來

的反應提供適當的刺激。它們會成為成長的指標，在完全覺知的道路上帶引我們時時刻刻增強包容困難的能力，解除我們習慣性的武裝或抗拒的習慣。

我們學習追蹤流過體內的種種感覺，且需特別留意我們想要施加抗拒的情緒。只要我們注意到內心感到敵意時，就要將注意力從身體的感覺，轉移到觀察我們對這些感受的嫌惡感或對其他感受的渴望。我們不忽視經驗中的這個層面，而是讓渴望或嫌惡成為我們專注的焦點。只要以技巧的方式處理情感上的痛苦，它便可以成為加深智慧的一個管道。

當我們觀察流過體內的難過情感時，必須十分專注地沉浸在其中，將我們對此掙扎的認同漸漸減弱。因為這些感覺並非堅硬的「事物」，它們之所以能成為阻礙的能量來源，就是因為我們堅決的心態。只要我們放鬆對其抗拒，它們就會變得空洞且無可避免地散發。

我們也許仍有等量的身體疼痛和不適，但我們所受的痛苦已不相同了。當我們放開痛苦時，便開始與每一個時刻形成親密的連結，不管這些時刻會帶來什麼（痛苦、無知覺或快樂），同時也更解除了執著、對抗、或與我們的經驗疏離的根深柢固的習慣。陰瑜伽本身具有挑戰身體的成分，並常會經歷想強烈反應或不舒服的感覺，因此，修習陰瑜伽適宜發展正念和禪修覺知的特質。想要藉由修習陰瑜伽增強禪修覺知的能力，請參閱第十九和二十章。

16. 陽瑜伽

　　就如我們認真練習陰瑜伽時會得到特別的收穫一樣，陽瑜伽，或者是其他積極的修習，也會發展出一些特質，這是比較被動、平靜的練習無法帶給我們的。身體的每一個部位都需要被運用，才能使其作用維持正常。因此，我們一定要規律性地啓動能量體的積極層面（位於較表面的肌肉組織中），才能使身體恢復活力，保持健康。這不僅會使我們的身體一輩子保持正常的作用與舒適，也會教導我們如何全心投入，直接體會軀體所有的微妙之處。不過，因爲這種練習類似運動、舞蹈和體操，所以我們在陰瑜伽中學習到的專注態度便變得非常重要，這有助於我們尊敬自己的極限，避免其他體能訓練中十分常見的競爭和比較。

　　由於做動作時總有許多必須克服的層面，在練習期間，很容易發展出沒有技巧的存在方式。我們必須保持高度警覺，不要陷入過度積極的態度、演出焦慮，或與他人競爭及與自己過去的能力做比較。因此，我常覺得以陰瑜伽開始練習，對於建立內心具有慈悲的專注很有幫助。

　　在我們開始進入積極的瑜伽姿勢或體位法之前，我們必須先熟知七個關鍵概念。這些概念也就是內心的行動，藉以建立內在的連結，創造外在或姿勢連結的基礎。前四個是生理或能量層面，後三個是心理層面：

　　　　勝利式呼吸法
　　　　呼吸到我們的極限
　　　　能量線
　　　　張拉整體
　　　　尊敬自己的限度
　　　　沉著
　　　　樂於感覺

勝利式呼吸法

　　這種利用橫隔膜的深呼吸，常被譯爲「內在呼吸的勝利延伸」。勝利

式呼吸法有許多好處，有助於我們在瑜伽練習中得到啓發。這種緩慢的深呼吸因吸入更多氧氣並將二氧化碳完全排出，而可以強化肺部和橫隔膜。由於勝利式呼吸法使空氣的流通變慢，因此對神經系統有鎮定的效果。這時，我們的身體會放鬆，心思也會平靜，使我們可以更自在嫻熟的修習瑜伽姿勢。這種呼吸方式也會創造出一種穩定、響亮的聲音，藉由這種聲音可以測知我們身心的作用，也能夠幫助我們將心思集中於此時此刻。

　　要學會勝利式呼吸法，需先以一個舒適的姿勢坐下，背脊伸直，坐骨平均施力於坐墊上。閉上眼睛，注意呼吸。留意你的腹部是否隨著吸氣鼓起或收縮，並留意呼氣時的狀況。現在，在下一次呼氣時，故意將腹部朝脊椎縮入，接著在吸氣時讓腹部放鬆。這可能與你之前所做的不一樣，因此你可以將一隻手按於腹部上，提醒自己呼氣時要輕輕往內縮。這是勝利式呼吸法中連結的第一步。

　　第二步是要讓空氣流通的速度趨緩，以拉長呼吸。通道愈狹窄，就需要愈長的時間將空氣完全充滿。歷時較久的呼吸會引發神經系統的放鬆反應，因此現在吸氣應放慢，不要太快。要使空氣流通趨緩，必須閉住部分咽喉（聲門，也就是聲帶之間的空間），僅由喉嚨後側的部位呼吸。這是很自然的，因為你每次低語時都會這麼做。

　　雖然這種呼吸方法是透過鼻孔進行的，最初先學習用嘴且集中於呼氣會較有助益。要創造這種較為緩慢的韻律，要先吸氣，接著在呼氣時張嘴說「噓呼」，而且要延長「呼」的音。再次吸氣，接著呼氣時要透過喉嚨後側重複「呼」的音，切忌用聲帶。第三次吸氣後，開始張嘴呼氣，發出「呼」音，在半途時閉嘴，改以鼻子呼氣，同時繼續以喉嚨後側發出聲音。此種聲音會很像是海底開始起浪或風吹過樹梢的聲音。不需要故意大聲發出。你自己可以清楚聽到這股低沉的聲音，但身旁的人則可能聽不到。記住，這種呼吸方式有助於調節你的修習，避免過於積極。不過當你勤加練習時，聲音可能會變大一些。

　　現在，繼續緊閉嘴巴，吸氣，用喉嚨後側將空氣慢慢拉入，看你是否也可以發出聲音。如果你只有在呼氣時可以發出聲音，不要緊。對多數人而言，剛開始呼氣是比較容易的。經過幾天或幾星期的練習後，你一定也能夠以同樣的呼吸方式吸氣。假如你失去了韻律或開始喘氣，停止，並以普通的呼吸方式呼吸幾次。當你又開始練習時，每次都要張嘴呼氣，並發出低沉的聲音。經過練習後，你應該會愈來愈不費力、愈來愈輕鬆才對。假如你無論如何都抓不到要點，那就去找一個瑜伽老師，和他一起練習整個步驟。

　　一旦你對此呼吸法已十分熟練，便僅以鼻子呼吸，看看你是否能以更慢的速度吸氣和呼氣。試試看以四到六秒的時間吸氣，並以同樣長的時間呼氣。當你修習瑜伽時，保持這種呼吸方式，將有助於預防因過度積極或

無意識地用力而造成傷害。現在，讓你的呼吸成為修習中最重要的因素，當你注意到呼吸加速或發出凌亂或強迫的聲音時，就要解除姿勢，休息片刻。

呼吸到我們的極限

　　下一個重要的因素是將氣息推向身體不同的部位，通常稱為「呼吸到極限」。這個內在的動作，是透過想像力將呼吸集中於身體的不同區域。記住，能量是隨著注意力的所在而移動的。我們想要喚醒所有內在的組織，就要運用有意識的呼吸，去活化每一種自然的感覺並重新取得平衡。由於我們主要的心靈焦點是放在呼吸和不同的身體部位，因此我們學習去辨識應多深入每一個區域，以及何時要屈服於感受到的抗拒。從呼吸的意識轉移到一個姿勢時，我們可以慢慢行動，充滿尊敬和關懷，時時刻刻對身體的回饋訊號保持敏感。這種反應會發展出可以區分冒險的疼痛（應該要避免）和難以避免之不適（我們必須樂於感受束縛和虛弱的感覺，才能使這些區域變得活躍）的必要能力。

　　倘若對呼吸沒有覺知，我們很容易在有一點強烈的感覺時就放棄（使我們錯失發現並活在未知領域中的機會）或用力過度。當我們進入一個姿勢而感受到身體的抗拒時，可能會因過度猶豫不決或害怕不舒服的感覺，而忘掉為了喚醒內部沉靜不動的許多區域，我們必須重新進入這些部位，一再重複體會這些區域的存在。這意味著我們必須樂於體驗活在它們之中的喜悅。

　　我們必須清楚地聚焦，讓呼吸慢慢帶引我們進入身體內部，而避免過度焦急地猛然投入，無意中忽略了合宜的限制，固執且激烈的撲擊。以呼吸為我們的主要導引，我們便會逐漸進入感覺和潛能最深沉的區域，學習避免在任一部位陷入不足或過度的兩種極端。

　　想要學會呼吸到你的極限，先以你在勝利式呼吸法中的坐姿坐下，繼續有意識地緩慢呼吸。先吸一口氣，呼氣時，以雙手放在身前的地面上爬行，坐骨不要離地，但手臂和脊椎要盡量在不過度施壓的情況下向前伸展。當你因為膝蓋、臀部或背部下方的阻礙而無法再向前時，停頓，做幾次勝利式呼吸。想像氣息流入你感覺特別強烈的部位。這是你的第一個極限。過了一會兒之後，你可能會注意到最初的緊張已經緩和了，這時你的手可以再向前爬進一些。這是你的第二個極限。在做過幾次呼吸後，你可能再一次感受到器官的衝擊加深了，也有可能會覺得某個地方受到阻礙，這時你便得迴避這個極限。

　　我們就這樣透過一次又一次的呼吸，去感受自己自然的限制，並將氣息送到感覺最強烈之處。當我們進入這些姿勢時，我們的極限通常會逐漸

擴展。有時候，當我們為了適應一種狀態而停歇時，會感覺其他部位在對我們說話，這時我們便需要從極限縮回，以免對這些部位造成太大的壓力。

能量線

　　能量線就像光線或電力射出的光芒，穿透內在的通道，也就是經絡。當我們呼吸到極限而將氣息投注到一個特定的部位時，啟動能量線需要我們將注意力放在身體於每一個姿勢中所形成的線條，並將活力的感覺向外擴張到超越有形的形體。我們可以開始想像，當我們吸進重要的氣，使氣在我們的系統中循環時，我們可以同時放出活躍的能量氣流，在微妙的身體公路上流通，這使我們得以由內到外地體驗瑜伽的型態。當我們有意識地配合呼吸過程而接收和傳送能量的河流時，身體會感覺非常的輕，含有更多液體，也更能忍受困難的姿勢而不會受到沉重的阻礙。

　　你可以想像這些光芒從腹部發出，向下通過雙腿放射出來，或從你的心臟中心產生，然後通過肩膀，由手臂和手指散發出來。只要以雙腿盤坐之姿舒適地坐好，你就可以開始這個練習。右臂舉到肩膀高度並向前伸，手心朝下。開始進行勝利式呼吸，同時將整個注意力集中於胸腔中央。想像你的心臟中心有一顆能量的球開始向外滾到肩膀，創造出一種電流通路穿過你的手臂。繼續呼吸，同時想像能量灌注到你的上臂、手肘、下臂、然後流入手腕。當你繼續呼吸時，這種能量的脈動會從手向外發散，射向你能想像的最遠的空間。你已創造出一條能量線了。感受這條氣流，以及透過對氣流的專注而為你的手臂帶來的活力。

　　右臂保持平舉，將左臂舉高，並將整個注意力轉移到能量的通路上。從胸腔讓專注力流向左肩、手肘、然後由左手散發出去。保持左邊的能量線，同時重新投注於右邊的流動。雖然你的右臂因舉得太久而感到累，但是當你讓注意力流過手臂時，卻會感覺它變輕了。現在你有兩條以反方向流動的能量線了，也可以說你有一條雙向的能量線。多數能量線都有一股專注的力量往一個方向流動，且同時從另一個方向流回來。放下手臂，留意上半身的感覺。當你坐直時，可以想像有一條能量線從胸腔往上移動，並從脊椎流出；另一條從你的肚腹部中心發出，向下流進地板。因此無論你做出什麼姿勢，都可以發現身體型態創造出多少條線，再透過想像，將這些放射的光芒導入那些通路中。你可以想像在吸氣時將光芒導向能量中心，呼氣時再將能量線由胸腔或腹部中央或同時由這兩處發送出去。每當你發現在一個姿勢中已感到乏力，不要立即解除，先看看你是否正透過型態練習能量的導引。因為很可能你並沒有這麼做。將你的注意力再次集中於能量經驗，注意你的耐力變得有多強，以及你在體驗這些姿勢時所感受

到的喜悅。

張拉整體

「張拉整體」是個建築用語，說明一個立體結構中兩個要素之間必要的張力。巴米斯特‧傅勒（Buckminster Fuller）解釋，縮和張（推和拉）並不是對立的，而是同質互補、無法分離的。張拉整體說明了當適當的張力和壓縮因素互補時，所有的結構都會維持其整體的形式。

卡羅斯‧卡斯塔尼達以此用語談論一種稱為魔術通行證的修習（包含緩慢且深思的姿勢和動作）。他選這個用語是因為魔術通行證就跟瑜伽一樣，必須運用和放鬆肌肉與關節，以促進身體更多部位的意識。

當我們創造一種動態的姿勢時，是持續與某部位接近，但同時也與另一個部位疏遠，所以張拉整體可以運用在身體各個不同的區域。當一個區域移近時，另一個區域會因必須移出而關閉。當一個區域提升時，一個相對的區域就必須下降。當某物向前延伸時，總會有一個相對的勢力向後移。學習如何有技巧地整合這些對應行動是一種高超的技藝，必須有能力佳的老師引導，並下定決心定期修習。

尊重我們的限度

當我們以積極的方式進入身體——將肌肉組織往一個方向匯集，又將它們往另一個方向拉時，我們會立刻面對身體的阻礙和無力。當面對無法增強和拉長的限制時，這種經驗最重要的一部分並不在於我們是否可以做出某種姿勢，而是我們在感受每一種姿勢時，對自己所抱持的態度。在做陽瑜伽體式時，我們必須發展出對動作的敏感度，耐心地慢慢發現每一時刻應該運用多少能量。先修習陰瑜伽使我們有機會提高對體內反饋的回應，藉由所收到的訊號去決定要多深入地做出一個姿勢，而不是憑藉蠻力或意志。當我們將這些敏感度運用在陽瑜伽時，會發展出對身體抱持一種自然的好奇心和尊重，這使得「氣」可以自由地流通，也使我們可以持續深入體現。

我們是在修習以一種可敬且有尊嚴的方式去活在身體內部，解脫因競爭或野心所帶來的種種限制（在其他情況中，競爭和野心可能是合宜的；但在修習瑜伽時，卻會製造各種麻煩）。想要將自我關照與清晰的思路提高到更進一步的層次，就必須養成這種辨識的態度。以呼吸當做我們最重要的導引，我們可以學習傾聽呼吸的各種變化，這樣才能喚醒當我們感受到身體極限時的自動反應。

只要記住，我們在每一個姿勢中尋找這些障礙，是為了可以深入其中

加以體會，如此一來，當它們呈現時，我們就不太會感覺受到威脅。這些障礙並不會真的帶給我們痛苦；是我們對它們的態度，決定了我們是否會勇於面對或畏縮逃避。這種感受疼痛並重新加以關注的意願，是最重要的一種生活能力，而修習以體能為基礎的瑜伽，有助於我們發展這種能力，使我們可以將這種以身體為基礎的意識，轉化為一天當中時時可以活在當下。

沉著

「沉著」是指不偏不倚，也是泰然處之的意思。在瑜伽修習中，這是指對自己的認知要超越視覺、無所不包。我們所做的每一種姿勢，都是透過我們的整個狀態將注意力推及全世界一個機會。當我們以勇士一式（又叫英雄式，Warrior I Pose 或 Virasana）向前跨時，一隻腿可能會感受到極大的重壓，但我們的專注範圍卻包含了兩種知覺：某些地方（前面的四頭肌）受到壓力，以及某些地方（軀幹、雙臂和雙手）沒有承受任何重量。我們正在培養一種能力，可以持續追蹤從頭頂到腳趾的感受，將能量分佈到最需要之處，並繼續感覺其他地方較微妙的流動。

如此持續維持我們的能量，可以加強心靈的敏銳度，活化保持興趣的能力，並增進我們隨著不同姿勢而不斷改變的感受。我們會發展出一種能力，可以擴展身體的知覺，超越僅是帶給我們舒適愉悅的感受，解除我們只是尋找和期望安逸、愉快的感覺。事實上，我們不再期待容易的狀況，反而會尋找在具有挑戰性的情況下找到安適自在的可能。

沉著的興趣表示我們在下犬式（Downward-Facing Dog Pose，或 Adho Mukha Svanasana）中體驗受到牽制的大肌腱時，與在單腿橋式中可以毫不費力保持平衡，都一樣感興趣。當我們每天都在喚醒身體的同時，無論我們的修習有多成功，無疑都會體驗各種不同的感受。不管可以發現怎樣的限度，初學者與熟練者之間的差異並不在於做出姿勢的能力，而在於關注的廣度。

樂於感覺

要將任何概念付諸實行時，都要樂於去感覺我們是否將要發現一種具體且完全的生存意義。不論我們覺得難受或高興，緊繃或敏捷，都需要每天重新許諾，讓自己接受攻擊或挑動，但不會因為這些感覺而受到壓迫。我們要訓練自己持續感受內在的變化，但不能對任何變化施以反應或放棄。

當我們潛入身體的經驗時，必須樂於感覺過去已經忽視或過度濫用的

每個部位，使它們再度恢復生命力。這是一種關愛且勇敢的舉動。我們必須透過有意識的承諾，每天練習瑜伽以使自己復活（無論過去發生過什麼事，或我們覺得有多麼無能爲力），才不會又慢慢回復到下意識武裝情感、漠不關心、冷漠疏忽的習慣。當我們感到不舒服、懶惰或只是太忙時，很容易將最好的意圖拋棄。每天樂於感覺活在身體中，會提醒我們重視以一種無所不包且有意識的方式生存。這種持續的關注，使我們可以看出機械化的行爲無可避免地會拖累我們，使我們不願深入體會，因此我們最後會加以棄絕。每個人都有不同程度的情感創傷，而那些也是我們存活的性格特徵持續想要克服的。每天熟練地修習，是一種珍貴的禮物，使我們可以獲知：只要我們以一種非反應的方式保持清醒和覺知，在任何狀況下，我們都可以改變其過程（無論我們有什麼樣的過去）。

17. 平衡陰式修習的陽瑜伽式

　　修習陽瑜伽有許多方式。我發現，當我愈想在身體的修習上取得陰陽兩式的平衡，就愈需要透過陽式瑜伽去增強中心力量和肌肉的動能，以彌補我在陰式瑜伽中用各種方式將骨骼拉開。我知道修習陽式時，肌肉的運動與陰式不同，會有許多有韻律的動作，因此我常以比較簡單且重複的動作開始，如拜日式（Sun Salutation，或 Surya Namaskar），以增加肌肉組織中的液體容量，並專注於勝利式呼吸法以保持清醒警覺。

　　以下介紹四套有技巧的陽瑜伽，其中一套是專為初學者或不想要用力過度的人所設計，其他三套可以持續加強，端看你每一式重複做幾次而定。為初學者所設計的一套修習融合了陰式和陽式，會增強身體的覺知和能量。我認為對完全沒經驗的初學者而言，先修習陽式會比較有助益，因為動作的練習會使思考和神經系統沉靜下來，然後再開始練習因必須維持較久的姿勢因而較具有挑戰性的陰式。本練習的焦點，首先是以一種活躍的方式將你的覺知導向身體中央或核心，這使得陰式結束時（為了臀部的彈性和經絡健康而做），有助於你開始發展出一種冥想的專注。

　　比較有技巧和精力的人，可能會喜歡簡短且平衡的拜日式系列，因為可以在十五分鐘內做完，也可以加以延長。這套完整的陽式可以彌補時間較長的陰式，增進你在陰式中開啓的身體部位組織的力量和穩定性。第三個系列著重於藉由把氣吸到下半身，而滋養腎臟器官經絡以及發展中心力量。當你想要使全身系統緩和下來，感覺自己專注且精力充沛並減輕壓力時，這會是個很好的練習。最後一套姿勢會使身體暖熱，並以站立各式和倒轉式將能量平均分配到上、下半身，而對心臟與小腸器官經絡造成衝擊。站立各式會為下半身帶來必要的力量、長度和穩固，而倒轉式更是唯一可以增強血流向腦部的方法，並可刺激淋巴、消化和排泄系統，維持靜脈與動脈的彈性和韌度。此系列需要用較多的力氣和技巧，但與陰式和冥想結合修習時，可以使你的身心都保持活躍。

　　只要配合陰式和冥想，定時練習這四種陽式系列，就可以在你的上半身與下半身、內在與外在，以及身心的陰與陽兩個層面之間，創造出一種自然的和諧，然後你才可能體現完整合一的境界。

初學者的陽／陰式系列

陽式

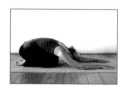

童式
（Adho Mukha Virasana）

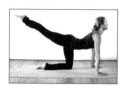

貓式腿延伸

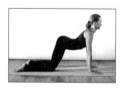

虎式
（Chakravakasana）

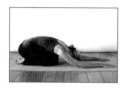

童式

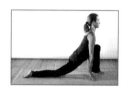

雙手向下跨步式

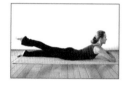

蝗蟲式

手臂上舉跨步式

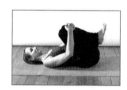

抱膝靠胸式

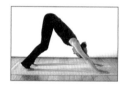

下犬式

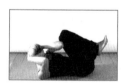

兩側交替強化腹部式

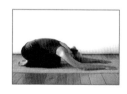

童式

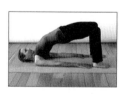

橋式

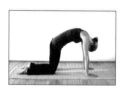

貓式抬腿

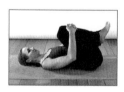

抱膝靠胸式

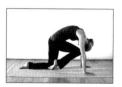

貓式縮膝

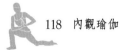

陰式

針眼式

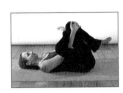

躺臥脊柱扭腰式

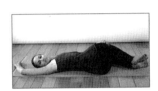

快樂嬰兒式／馬蹬式

抱膝靠胸式

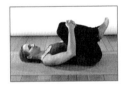

屍臥式

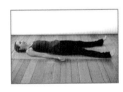

陽式

童式

　　雙手和膝蓋著地，臀部往雙腳移動向後坐，雙膝微微分開，頭部放鬆地靠向地板（圖17.1）。

　　停留於此式中，呼吸五次，將注意力集中於每次呼吸的長度與深度，同時排除你所能感受到體內的任何壓力。

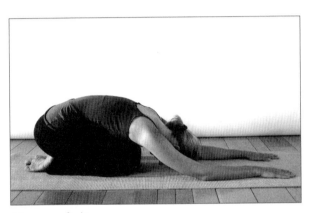

圖 17.1　童式

虎式

　　如童式般將雙手向前伸，吸氣，同時以四肢撐地，將身體慢慢靠向前，直到肩膀與雙手成為垂直，臀部也與膝蓋垂直。將肩膀抬起，壓向後背（圖17.2）。呼氣，同時將脊柱末端朝向地板，使身體慢慢向後移動（圖17.3）。背部下側可以略彎成圓狀，但上半部應保持平行，最後成為童式（圖17.4）。重複此先向前移再向後移的動作五次，每次的動作要與呼吸的長度完全一致，大約五秒左右。

雙手向下跨步式

　　下一次當你身體向前移時，同時將左腳向前拉動跨步，直到與膝蓋垂直為止（圖17.5）。當你將身體的重量壓向左腳時，讓臀部朝地板輕點，同時讓體重平均分配到分置於左腳兩邊的雙手上，並讓右腿也受力。抬起胸，讓肩葉朝向後側。運用右臀的肌肉，讓右腳上方貼到地上。你的右膝不應該感覺到任何壓力，但如果你因為膝蓋骨壓向地板而覺得不舒服的話，可以將右腿略向前拉，使體重不至於壓到骨頭上，而是壓到大腿柔軟的肌肉上。如果你仍覺得疼痛，就在膝蓋下方墊上軟墊。

　　停留於此式中，呼吸五次。當你開始呼吸到極限時，將注意力轉向右腿內側，想像氣息輕撫著伸展的腿部內側。呼氣，同時將左腳向後縮回，回復到童式。吸氣，同時將右腳往前移，以右側練習。

　　重複整個動作五次。

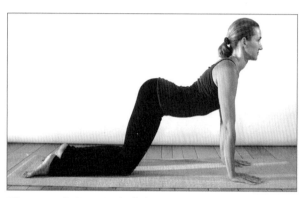

圖17.2　虎式，向前移動

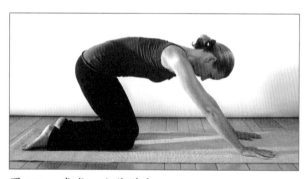

圖17.3　虎式，向後移動

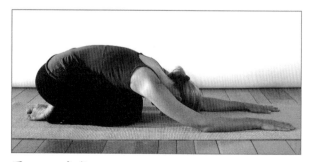

圖17.4　童式

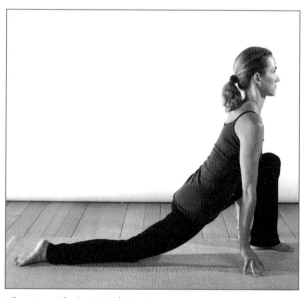

圖17.5　雙手向下跨步式

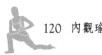

手臂上舉跨步式

以左腳向前移脫離童式，如前一式中的動作，讓臀部盡量向前朝地板移動，但感覺有趣而不至於驚慌。此時，你該開始增加辨認出合宜極限（並非毫無感覺，但也不能太過度）的技巧了。吸氣，同時將手臂高舉過頭，直到雙手與肩膀同寬，手掌朝內（圖17.6）。繼續感覺臀部朝地板壓，同時感受兩腿內側（繼續施力於右臀上）。以左腳內側和右腳腳趾用力踩著地面，並感覺你的脊柱末端直接朝向恥骨。沿著身體兩側向上延伸，彷彿你的肩膀是從腰部就開始了，並讓肩膀保持與背部同寬。停留於此式中，呼吸五次。

在此式中，你可以開始感覺能量線的概念。當你專注體現，並維持舒適緩慢的勝利式呼吸法時，開始想像一股能量向上竄過你的脊椎，由頭頂和指尖流出；另有一股相對的勢力向下穿過你的尾椎，流入地板。藉由每次呼吸，讓此放射的能量拉長並擴張你的身體。

第五次呼氣時，慢慢放下手臂，將雙手放到地板上。吸氣，並將左腳縮回。呼氣時回復童式。以右腳向前重複此式。

下犬式

先做出童式，吸氣，同時向前以四肢著地。將腳趾向下壓。呼氣時，抬起膝蓋，並將體重向後移向雙腿（圖17.7）。〔註：瑜伽老師在教授下犬式時，常會只是將腿伸直；但我建議剛開始時可以先彎膝（圖17.8），這樣才能延伸下背，也較易抬起坐骨。如果你的肌腱比較長，可以輕易將坐骨抬起，就可以將雙腿伸直做此式。〕手指張開，將雙手壓向地板，雙臂繼續延伸。頸部保持輕鬆，抬起坐骨向後拉，並向兩側開展。停留於此式中，呼吸三到五次。呼氣並放低身體，回復童式。以童式休息，呼吸幾次。

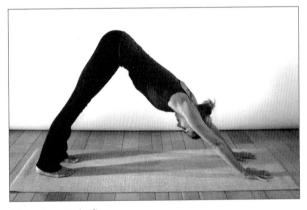

圖 17.7　下犬式

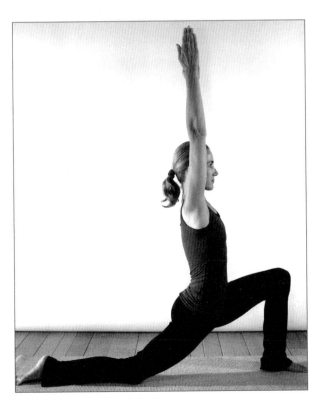

圖 17.6　手臂上舉跨步式

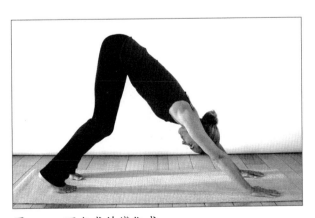

圖 17.8　下犬式的變化式

地板拜日式與下犬式

如先前一樣，先吸氣，向前以四肢撐地，然後再呼氣（圖 17.9 和 17.10）。

先做童式，吸氣，跪到地上，雙手平行向上高舉過頭（圖 17.11）。呼氣時，彎曲手臂，將手肘縮回且張開手指，並將肩葉朝向後背。當你彎背回復坐姿的一半時，讓身體的重量也朝下拉（圖 17.12）。吸氣，將臀部拉回到膝蓋上方，並在此將手臂高舉過頭（圖 17.13）。呼氣時，背部朝雙腳放低，並將雙手由兩側放下（圖 17.14），慢慢低頭並將雙手放到地板上，等你已彎身向前時，再次如童式那樣把雙手放在身體前方（圖 17.15）。

吸氣並抬起身體，右腳踏向前成前撲式（圖 17.16）。呼氣時，將左腳上半部靠向地板，並將臀部放低。停留於此式中，呼吸五次。吸氣，並將右膝縮回到左膝旁。呼氣時回復到童式（圖 17.17）。

吸氣，以左腳重複同樣的前撲動作（圖 17.18）。後腳朝下輕放，停留於此式中，呼吸五次。吸氣，同時將左膝縮回到右膝旁。呼氣時回復到童式。

在童式中，吸氣，並向前以四肢著地（圖 17.19）。接著呼氣，同時將膝蓋抬離地面，成為彎膝下犬式（圖 17.20）。吸氣，同時將軀幹延伸，抬起坐骨，然後在呼氣時回復童式（圖 17.21）。

現在你已完成整個系列的地板拜日式了。重複整個程序兩、三次，然後以童式休息片刻。

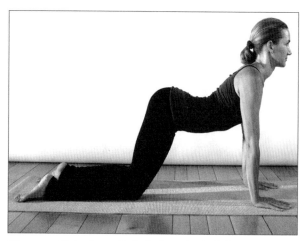

圖 17.9　地板拜日式／虎式，向前移動

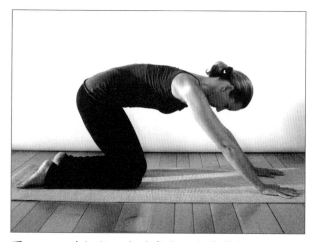

圖 17.10　地板拜日式／虎式，向後移動

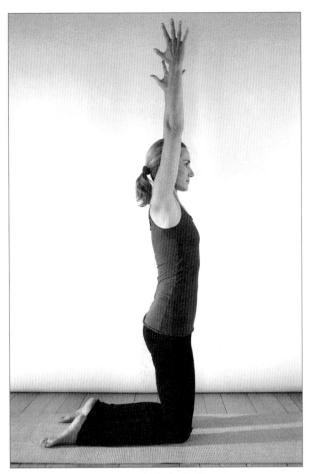

圖 17.11 地板拜日式／跪地手臂上舉

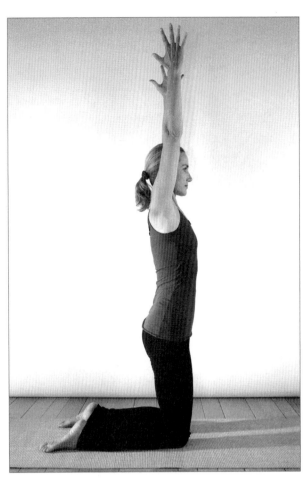

圖 17.13 地板拜日式／跪地手臂上舉

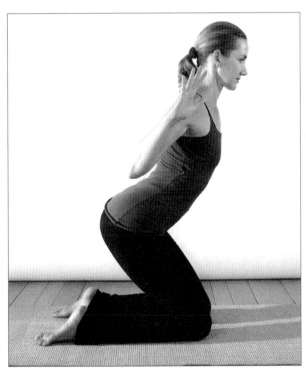

圖 17.12 地板拜日式／半跪地手臂彎曲

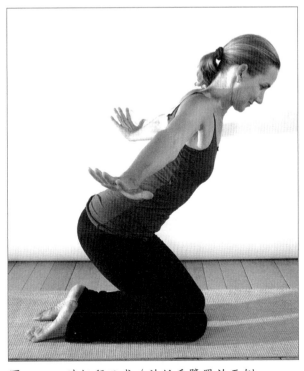

圖 17.14 地板拜日式／放低手臂置於兩側

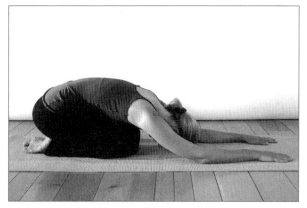

圖 17.15 地板拜日式／童式

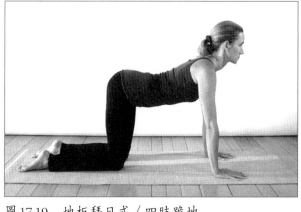

圖 17.19 地板拜日式／四肢跪地

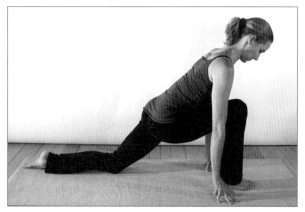

圖 17.16 地板拜日式／右腳向前跨步

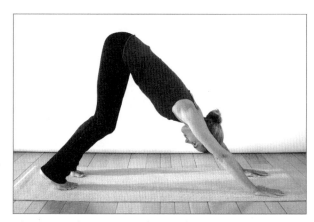

圖 17.20 地板拜日式／下犬式

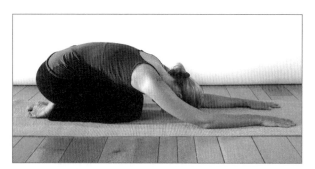

圖 17.17 地板拜日式／童式

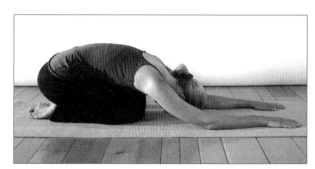

圖 17.21 地板拜日式／童式

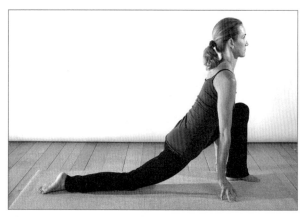

圖 17.18 地板拜日式／左腳向前跨步

貓式抬腿

先做童式。吸氣，並以四肢著地。手指張開，將整隻手壓向地板，同時低頭且背部成圓形，就像貓打呵欠時一樣。吸氣時，開始將坐骨抬高，拱起脊柱，將身體的前方延伸，並抬起下巴（圖17.22）。呼氣，同時尾椎向下壓以逆轉拱狀，讓整個背部成圓形，並低下頭（圖17.23）。重複此動作，呼吸五次。

第六次呼氣，當你將背部拱圓時，將右膝朝頭部縮，同時延伸手臂，雙手用力壓向地板（圖17.24）。吸氣時，彎背，將右腿往後拉並伸直，把腿向後抬高時讓腳趾舒展（圖17.25）。要感受以腿將臀部抬高時有多容易。右臀與左臀保持平行，腿抬高時不能同時將臀部抬高。

呼氣，並將膝蓋朝頭部縮回，腳趾用力，腳不要碰到地板。重複此動作，呼吸五次。

換邊重複抬腿，呼吸五次。

呼氣時，回復童式，休息片刻。

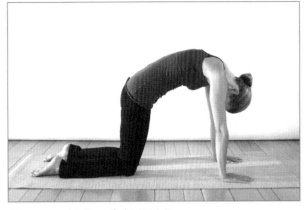

圖17.23　貓式，背部成圓狀

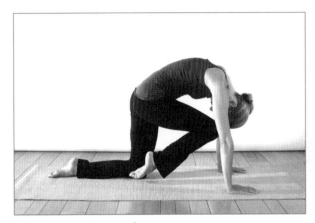

圖17.24　貓式，縮膝

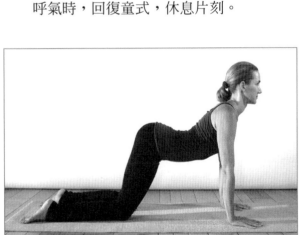

圖17.22　貓式，彎背

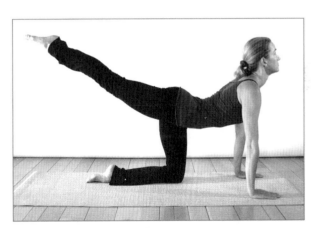

圖17.25　貓式，腿延伸

蝗蟲式

腹部朝下趴著，兩腿向外伸，雙臂放在身前，雙手抱著手肘，將頭靠到下臂上。將恥骨壓向地板，吸氣，同時抬頭、挺胸，並將右腿自地板上抬起（圖17.26）。伸展腳趾，膝蓋保持平直。

吸氣並重複，但這一次抬高左腿。呼氣並壓回到地板上，完成第一輪的練習。如果你的下背感到疼痛，當你抬頭挺胸時可以將雙腿都放到地板上（圖17.27）。再做四輪。趴在地上休息，呼吸數次，再翻面躺著。

兩側交替強化腹部式

雙手置於腦後，手指交握，同時將膝蓋向上縮到胸前。吸氣，接著在呼氣時將左手肘拉

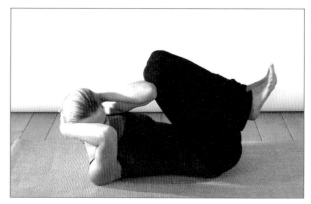

圖17.28　兩側交替強化腹部式

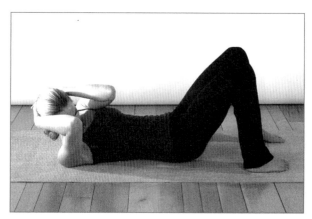

圖17.29　兩側交替強化腹部式，變化式1

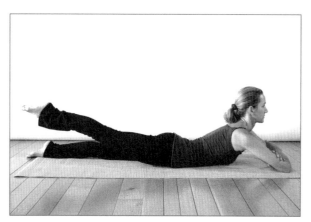

圖17.26　蝗蟲式

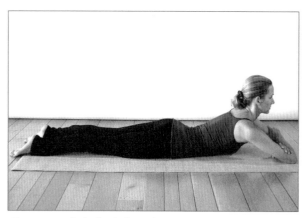

圖17.27　蝗蟲式的變化式

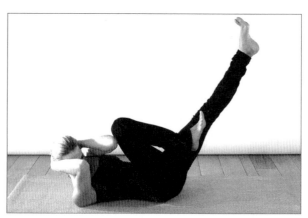

圖17.30　兩側交替強化腹部式，變化式2

向右膝外側（圖 17.28）。盡量不要將全身都靠
到右肩上。吸氣並躺回，手肘向後朝地板攤
開，將腹部延伸。下一次呼氣時，將右手肘拉
向左膝外側，再次努力將體重放在背部中央，
而不要完全放在左肩上。重複此動作，每側都
要停留五次呼吸。如果你的背部很敏感，只要
彎曲膝蓋即可，不要讓雙腳離地。將下背壓向
地板，並重複同樣的指示（圖 17.29）。如果你
的背很有力，想要加強這個動作，當你向右側
壓下時，不妨將左腿完全伸直；在將手肘拉向
左腿時，也可以將左腿伸直。切記，在整個過
程中，下背都要貼向地板（圖 17.30）。

橋式

躺下，彎膝，雙腳分開置於膝蓋下方。腳
趾舒張，兩腳腳掌緊貼地板。雙手輕放於臀部
兩側的地板上，頭部的重量平均集中，下巴與
胸部中心呈一直線，和額頭差不多同樣高度。
呼氣時，將腹部縮緊，下背緊貼著地板。吸
氣，並將體重平均放置於雙腳上。臀部向上盡
可能挺舉，但不要感受太大壓力（圖 17.31）。
呼氣時，尾椎朝下壓向恥骨，脊柱成圓形，一
節一節壓向地板。重複此抬高與放下的動作五
次。

第五次吸氣時，將放在地板上的雙臂高舉
過頭，同時像先前一樣將臀部抬高。停留於此
式中，呼吸五次。每次吸氣時，都要使氣息流
過脊柱和手臂；而每次呼氣時，都要將雙腳更
用力的貼住地板，並感覺你的臀部向上提。想
像你的雙腿之間有一個柔軟、和臀部同寬的積
木，而你必須以大腿內側環抱住以使其固定不
動，這有助於你運用大腿內側幫忙支撐下背和
臀部的內收肌。第五次呼氣時，從頸部開始，
將脊椎一節一節放下，直到整個背部都躺回地
板上。

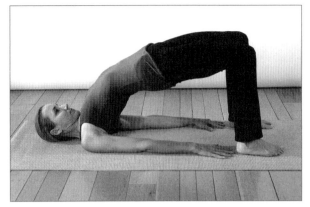

圖 17.31　橋式

抱膝靠胸式

躺下，頭部輕鬆靠地，將雙膝拉到胸前，
手指交叉環抱住小腿脛上側（圖 17.32）。如果
你的雙手無法碰觸，可以兩手握住一根線的兩
端，以線繞過小腿脛。

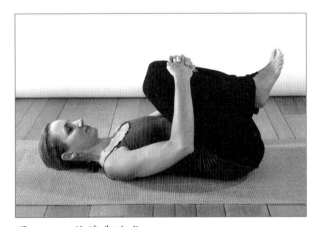

圖 17.32　抱膝靠胸式

陰式

針眼式

躺下，膝蓋彎曲，雙腳踩著地板，將右腳
足踝放到左膝上。將左膝拉到胸前，雙手繞過
小腿脛，手指交叉（圖 17.33）。你的左臂繞過

左腿外側，右臀放在兩腿之間。當你將膝蓋拉向胸前時，薦骨不要離地，肩膀和頭部也靠著地板。如果你無法輕鬆地交握雙手，可以以兩手拉著一段線，或在頭部下方墊一條毯子，使你的下巴和額頭差不多在同樣的高度。你也可以如63頁的描述那樣，靠牆做此式。左腳足踝放鬆，閉上眼睛，於此式停留三到五分鐘。

過了片刻後，你會覺得右臀慢慢緊繃，表示這個姿勢刺激著鼠蹊部內側的肝臟與脾臟經絡，以及沿行右臀外側的膽囊膀胱經絡（有關這些經絡的討論，詳見第八章與第十章）。

呼氣，並將兩手鬆開，與雙腳並置於地板上，同時讓膝蓋輕輕靠攏片刻，再用另一側重複同樣的動作。

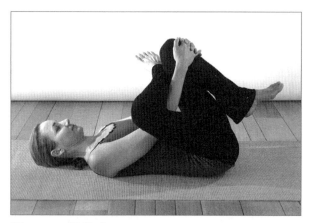

圖 17.33　針眼式

臥姿脊椎扭轉式

依照51頁的描述做臥姿脊椎扭轉式（圖17.34）。

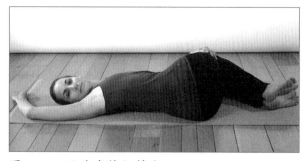

圖 17.34　臥姿脊椎扭轉式

馬蹬式

依照53頁的描述做馬蹬式（圖 17.35）或其變化式（圖 17.36）。

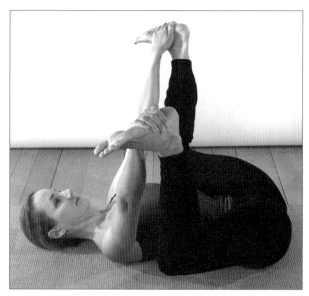

圖 17.35　馬蹬式

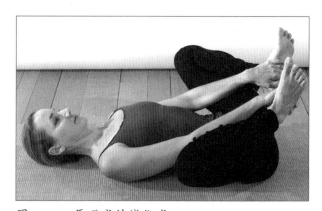

圖 17.36　馬蹬式的變化式

屍臥式

依照47頁的描述做屍臥式（圖 17.37）。

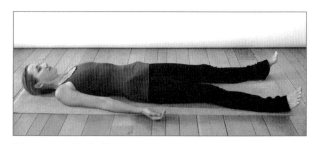

圖 17.37　屍臥式

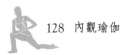

拜日式陽瑜伽

這個簡單、面面俱到的練習，會增強軀幹所有重要肌肉的長度和強度。我認為這是對陰瑜伽長時間系列一個簡短卻強而有力的補充，可以為整個系列帶來安定和暖熱。在進行此一系列時，感覺有一種自然的週期，最後回到山式時，透過緩慢、強烈且有意識的動作，激發出一種協調且充滿力量的感覺。

 山式

 站姿前彎式

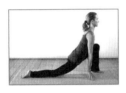 低跨步式

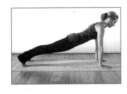 斜板式（Phalakasana）

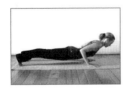 鱷魚式

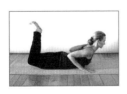 弓式

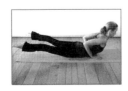 蝗蟲式

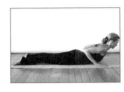 眼鏡蛇式

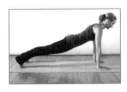 斜板式

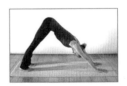 下犬式

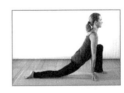 低跨步式（右腳向前）

 站姿前彎式

 山式

山式

　　雙腳併攏站立，腳趾張開。膝蓋骨挺直，臀部在腳踝上方。伸展側腰部位，挺胸，前排肋骨應放鬆向下。肩膀向後拉，同時透過頭頂延展。呼吸五次。吸氣，將雙手同時由兩側舉高，直到兩手手掌隔著肩膀的寬度相對爲止。

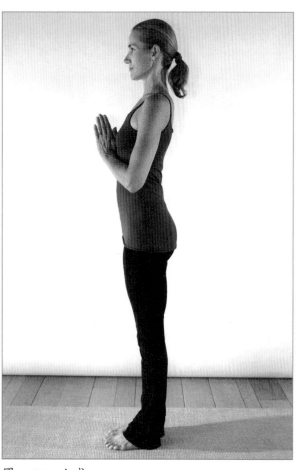

圖 17.38　山式

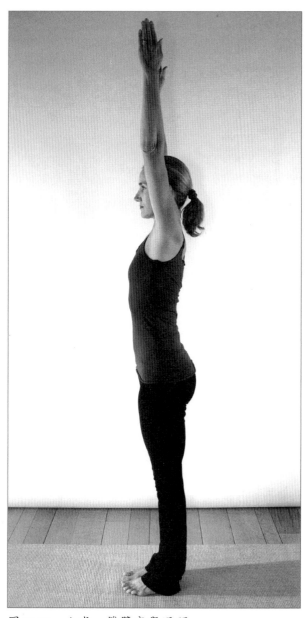

圖 17.39　山式，雙臂高舉過頭

站姿前彎式

呼氣，手臂向下探且身體向前彎時，兩側的鼠蹊要向後拉（圖 17.40）。

站姿前彎式，胸部挺舉

吸氣，挺胸，同時指尖碰地，將肩膀拉離耳朵，擴張坐骨（圖 17.41）。

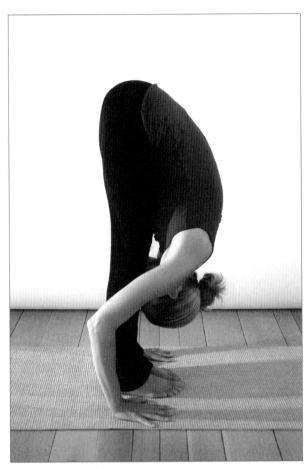

圖 17.40　站姿前彎式

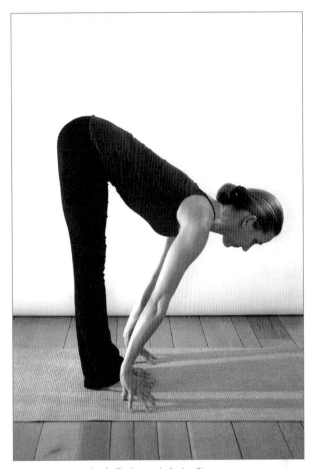

圖 17.41　站姿前彎式，胸部挺舉

低跨步式

呼氣時，右腳向後退一步，形成低跨步式（圖17.42）。雙手放在雙腳兩側，或保持肩寬距離平舉向上（圖17.43）。停留於此式，呼吸五次。

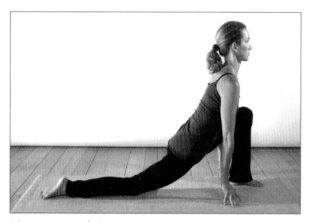

圖17.42　低跨步式

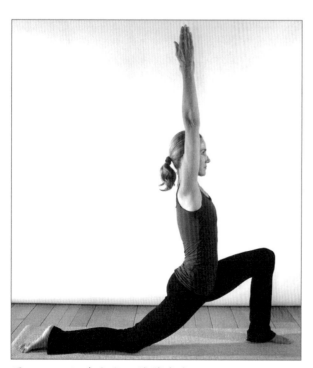

圖17.43　低跨步式，雙臂高舉過頭

斜板式

吸氣時，左腳向後退一步以斜板式和右腳對立，將體重平均分佈於雙手（圖17.44）。兩臂垂直，雙手於肩膀正下方，將肚臍往脊椎的方向吸入，尾椎略微內縮。雙腿要用力且保持平直，或者讓膝蓋輕靠到地板上（圖17.45）。

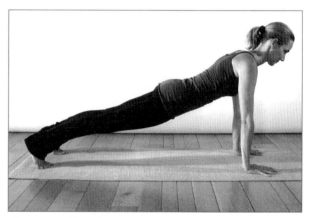

圖17.44　斜板式

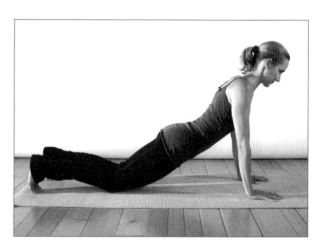

圖17.45　斜板式的變化式

鱷魚式

呼氣時〔雙腿可以伸直（圖17.46）；但如果覺得太難，也可以讓膝蓋靠地（圖17.47）〕，手肘彎曲，肩膀保持往下，拉離耳朵，肚臍內縮，慢慢降低軀幹和雙腿，成為鱷魚式。同時活躍地運用手臂的肌肉（三角肌和二頭肌）、腹肌和大腿內側的肌肉（外展肌）。吸氣，挺直手臂，回復斜板式（圖17.44），重複，彎曲又伸直手臂，呼吸三到五次。最後一次呼氣時，全身都趴到地板上（圖17.48）。

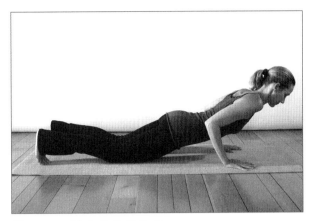

圖17.47　鱷魚式的變化式

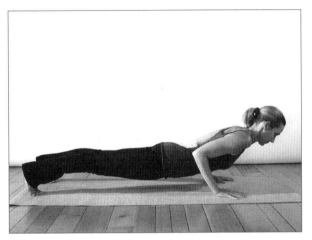

圖17.46　鱷魚式

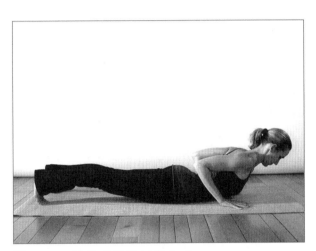

圖17.48　鱷魚式的地板變化式

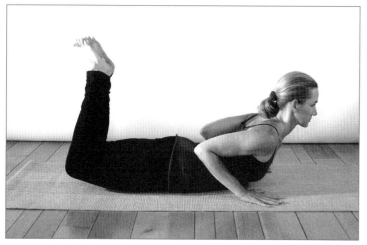

圖 17.49　弓式

弓式

　　吸氣，彎膝。兩腳併攏，以雙手和恥骨壓向地面，抬起頭、胸和大腿，腳趾需張開。手肘緊靠肋骨，大腿內側應靠攏（但並不需要併攏）（圖 17.49）。停留，呼吸三到五次。

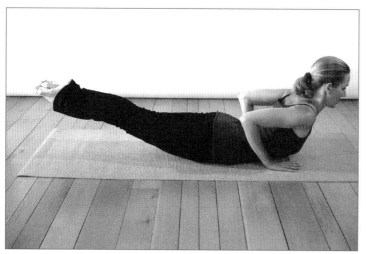

圖 17.50　蝗蟲式，第一步

蝗蟲式

　　第三次或第五次呼氣時，將雙腿伸直成蝗蟲式（圖 17.50）。上半身大致與弓式一樣，但雙腿平直。吸氣，將胸部抬得更高一些，張開雙腿（圖 17.51）。呼氣，將雙腿併攏，雙手保持向下，手肘內縮，胸部和雙腿抬高（雖然頭抬起，下巴卻要微微向內縮）。呼吸三到五次。吸氣時，將雙腿分開；呼氣時，將雙腿併攏。到第五次呼氣時，就可以放下雙腿（圖 17.48）。

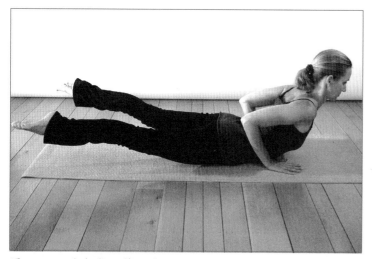

圖 17.51　蝗蟲式，第二步

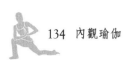

眼鏡蛇式

胸部和頭部如蝗蟲式時一樣抬高,手指張開,雙腿向下壓。吸氣闊胸,同時抬高胸骨,但肋骨保持觸地(圖17.52)。肩膀向後拉,手肘內縮,膝蓋骨抬高。你也可以抬高肋骨但肚臍保持向下,微微彎背(圖17.53)。這是眼鏡蛇式的中等高度。眼鏡蛇式的最高度是當你將上半身完全抬起,僅以下腹和恥骨貼地時(圖17.54)。切記要繼續將胸部向上挺舉,肩膀向後,胸骨上半抬高,恥骨與雙腿壓下。大腿內側靠攏,胸部和鎖骨擴張,停留於此式,呼吸三到五次。

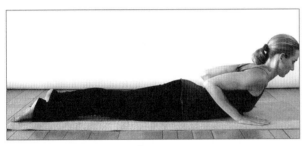

圖17.52 眼鏡蛇式,第一步

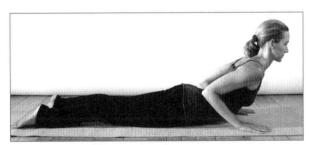

圖17.53 眼鏡蛇式,第二步

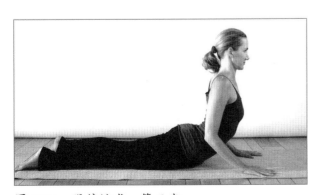

圖17.54 眼鏡蛇式,第三步

斜板式

吸氣並抬起身體,成為斜板式(圖17.55),如132頁所描述的。

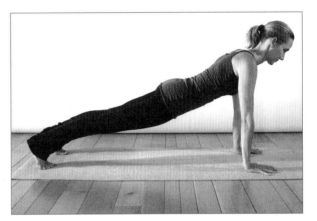

圖17.55 斜板式

下犬式

呼氣,並將臀部抬高成為下犬式(圖17.56),如121頁的描述。停留五次呼吸。

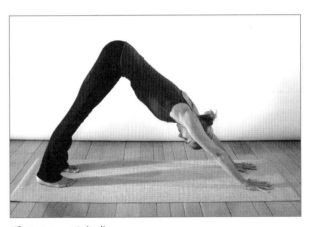

圖17.56 下犬式

低跨步式

吸氣，將右腳踏向前成為低跨步式（圖17.57），如本系列開始時的描述。呼氣時將後腿放低，成為低跨步；吸氣時將手臂舉高，停留三到五次呼吸。

站姿前彎式

呼氣時，將雙手向下移到地板。吸氣，後腳向前踏出一步，兩腳併攏。如131頁所描述的，挺舉胸部（圖17.59）。呼氣時，彎身成為站姿前彎式（圖17.60）。停留於此式，呼吸三到五次。

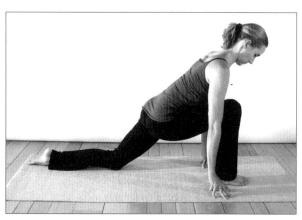

圖17.57　低跨步式

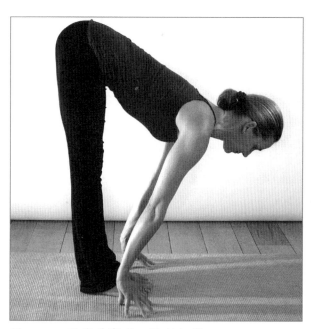

圖17.59　站姿前彎式，胸部挺舉

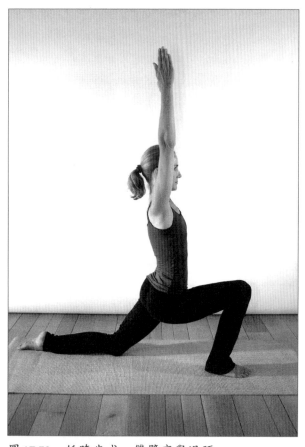

圖17.58　低跨步式，雙臂高舉過頭

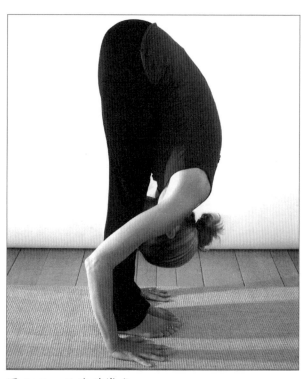

圖17.60　站姿前彎式

山式

　　吸氣，抬起全身成為山式，並將雙臂高舉過頭（圖 17.61），如 130 頁的描述。呼氣時放下手臂，貼於兩側（圖 17.62）。

　　這些組合式可以拉長並強化身體中心周圍所有的肌肉，包括斜方肌（trapezius，肩膀的肌肉）、胸肌、身體兩側和背部的前鋸肌（serratus）和背闊肌（latissimus），以及腿部的腿筋、四頭肌和外展筋。

　　重複此拜日式系列，至少再做三到五次。以下我將列出一些跨步式的變化式，每一式都可以讓你強調身體不同的部位。在每次衝刺時都可以做下列的變化式，且每側都應停留五次呼吸。

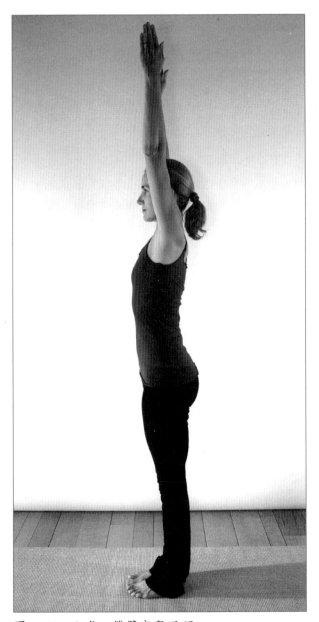

圖 17.61　山式，雙臂高舉過頭

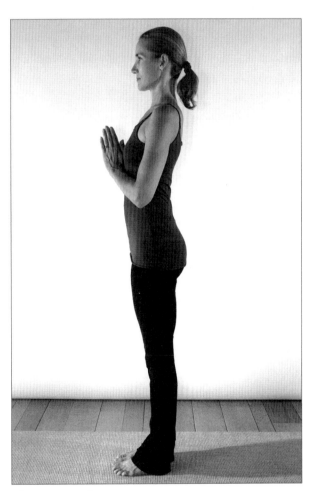

圖 17.62　山式

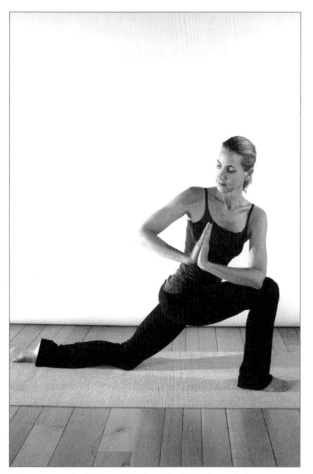

圖 17.63　跨步扭腰式（低跨步式變化式）

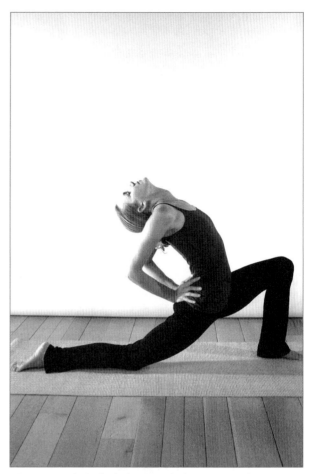

圖 17.64　跨步彎背式（低跨步式變化式）

第二步：跨步扭腰式

　　依照跨步式的同樣指示，但吸氣時，雙手放在胸前併攏；呼氣時，將右手肘向後拉到左腿外側。雙手用力合併，同時挺胸，將軀幹轉向左側（圖 17.63 顯示向右扭腰）。

　　左腳內側緊踩地面，右臀用力，右肩垂下，壓向後。繼續專注於大腿內側。停留於此式，呼吸三到五次。呼氣，放鬆雙手，再將雙手放到地板上，繼續做此式。（跨步扭腰式會強調拉長肩膀之間的菱形部位，並運用軀幹所有的肌肉，包括前面與後面的肌肉，對體內器官具有按摩的效果。）

第三步：跨步彎背式

　　依照跨步式的同樣指示，但吸氣時雙手放在後側臀部上，手指向上。手肘保持內縮，挺胸，拉長側腰並降低臀部重心。右側臀部要用力，左腳內側和所有的腳趾都要向下壓。〔這個姿勢會進一步拉長身體前方的肌肉，包括胸肌和腹肌，並增強後背，包括背闊肌、豎脊肌（erector spinae）和斜方肌。註：如果你的頸部很敏感，不要將頭後仰，只要保持挺舉，直視前方即可。〕

第四步：跨步後腳朝臀式

依照跨步式的同樣指示，但吸氣時以右手拉助右腳，慢慢將它拉向右臀（圖17.65）。繼續將大腿內側拉近，右臀用力，腳趾張開。不要硬扳，但想像氣息慢慢流過右腿根部，並停留三到五次呼吸（此變化式可進一步拉長四頭肌，也就是腿部的肌肉）。

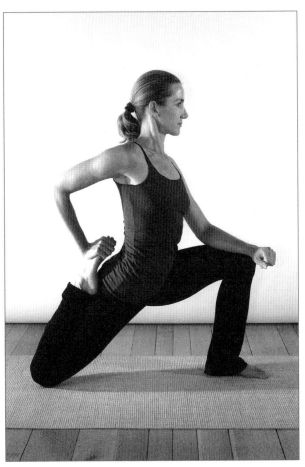

圖17.65　跨步後腳抬高式（低跨步式變化式）

第五步：寬跨步式或劈腿式

依照跨步式的同樣指示，但吸氣時將左腳繼續向前移動，超過膝蓋的位置，雙手放在地板上（或積木上），大腿內側繼續靠攏，右臀用力且重心向下，同時挺胸（圖17.66）。如果你可以將腳移到很前面的地方，不妨讓小腿肚和大腿後側壓下貼地劈腿，同時右腿上半部保持靠地，右臀向前提（圖17.67）。〔這兩個跨步變化式都可進一步拉長大腿內側（即外展肌）和臀部的肌肉（即腰大肌）。〕解除時，吸氣，並運用腹部的力量將左腳拉回。繼續做斜板式。

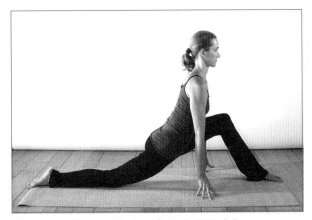

圖17.66　寬跨步式（低跨步式變化式）

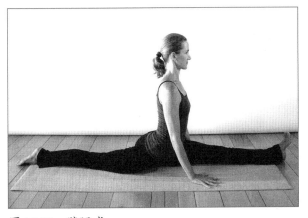

圖17.67　劈腿式

刺激腎臟並使陽氣在體內核心循環的練習

拜日式與各種跨步式
（參見129頁的系列）

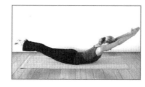
蝗蟲式，第二步

幻椅式

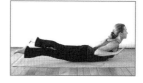
蝗蟲式，第三步

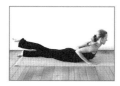
蝗蟲式（單腿抬起）

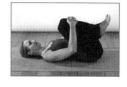
抱膝靠胸式

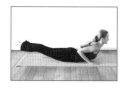
蝗蟲式（雙腿抬起）

橋式（單腿抬舉）

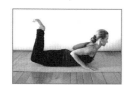
弓式（雙手按著地板）

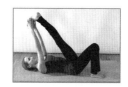
仰臥手抓腳趾伸展式

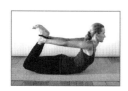
弓式（握住腳踝）

仰臥手抓腳趾伸展式變化式1

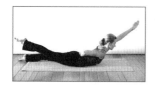
蝗蟲式，第一步

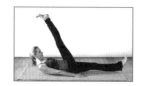
變化式2

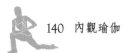

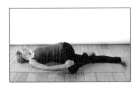 雙膝著地脊椎扭轉式

 臥姿馬鞍劈腿式

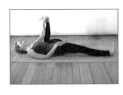 半馬蹬式

 臥姿馬鞍劈腿式，第二步

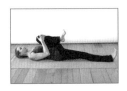 單膝到胸式

 臥姿馬鞍劈腿式，第三步

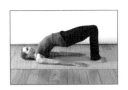 橋式（雙腳與膝蓋併攏）

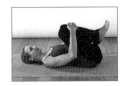 抱膝靠胸式

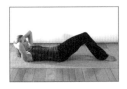 腹部／薦骨強化式

 逆轉動作式或初學者肩立式及其變化式

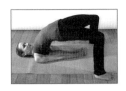 橋式（雙腳與膝蓋分開）

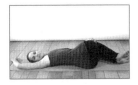 臥姿脊椎扭轉式

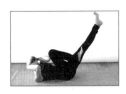 雙腿相對之腹部強化式

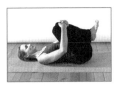 抱膝靠胸式

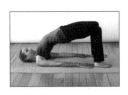 橋式（雙腳與膝蓋分開）

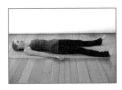 屍臥式

拜日式與各種跨步式

練習自129頁起的整個系列。每一式做完五次後，再做下一式。

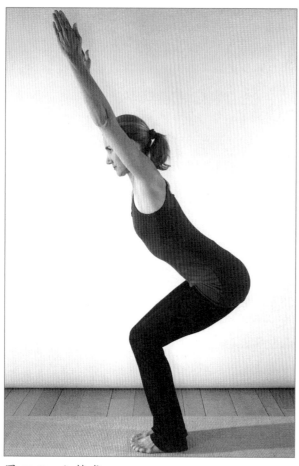

圖 17.68　幻椅式

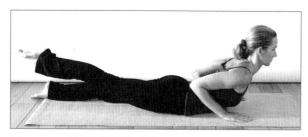

圖 17.69　蝗蟲式單腿抬起

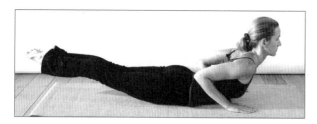

圖 17.70　蝗蟲式雙腿抬起

幻椅式

從山式開始，吸氣，將雙臂高舉過頭。呼氣時，彎膝成為坐姿，下背微屈（圖 17.68）。記住不要將坐骨壓低，而是朝向瑜伽墊的後方，這樣可以保護並強化下背部。雙臂保持與肩膀同寬，頭維持置中，膝蓋併攏。停留於此六至八次呼吸。

呼氣，向下成站立前彎，吸氣，挺胸，呼氣，右腳向後退一步，吸氣且同時將左腳向後踩，成斜板式。呼氣，同時向下成為伏地挺身的姿勢，再讓腹部貼地休息。

蝗蟲式

腹部著地趴下，雙手靠胸。吸氣，同時將頭部、胸部及右腿一起抬起（圖 17.69）。將能量推向右腳，腳趾張開，右腿朝內側微微轉動。你也可以在左腳不離地的情況下，將左腳膝蓋略微抬高，使左腿也可以同時活動。

呼氣，同時放下右腿和頭。吸氣，換左腿重複同樣的動作，做完第一回。左、右腳交替，共做三到五回。

接著，吸氣，並將頭、胸和雙腿一起抬離地面（圖 17.70）。雙腳朝外，腳趾張開，腿朝內側微微轉動。停留三到五次呼吸。呼氣，同時放下。重複做一到三回。

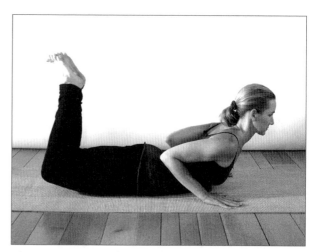

圖 17.71　弓式，雙手按著地板

弓式（雙手按著地板）

趴地，雙手靠胸。屈膝，雙腳碰觸。將尾椎朝向地板，吸氣，同時將頭、胸和雙腿朝天花板抬起（圖 17.71）。保持抬起的姿勢三到五次呼吸，同時大腿內側要用力。下巴無須抬起，應與額頭保持垂直。

呼氣時放鬆，趴回地板上。重複一到三回。

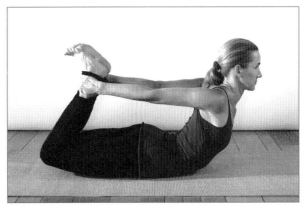

圖 17.72 弓式

弓式（握住腳踝）

以腹部趴地，恥骨壓低。吸氣，同時將雙腳往臀部抬高，雙手伸向後由外側握住腳踝。下一次吸氣時，大腿內側用力，並將頭、胸與大腿同時抬高，重心朝後放在恥骨上，不要朝前放在肋骨上（圖 17.72）。停留於此姿勢三到五次呼吸。當心不要過度用力，抬高時務必保持呼吸韻律。

呼氣，先放下頭與胸部，然後慢慢放開腳踝。

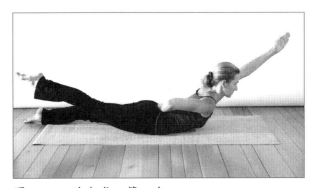

圖 17.73 蝗蟲式，第一步

蝗蟲式

趴下，雙手置於薦骨，手掌朝上。吸氣，左手臂往前伸並舉高，頭、胸、右腿也同時抬起（圖 17.73）。頭與舉高的手臂保持一直線，將能量推向右腿，腳趾張開。呼氣時，縮回左臂，放下右腿，左臉頰靠到墊子上。吸氣時再度抬高，但這次將右臂伸向前舉高，並抬起左腿。呼氣時縮回右臂，放下腿，右臉頰靠到墊子上。每邊各重複做三到五次。

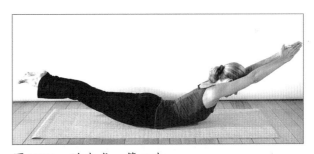

圖 17.74 蝗蟲式，第二步

接著，吸氣，並將雙臂同時伸向前舉高，雙腿同時抬舉，腳趾張開（圖 17.74）。頭部（或耳朵）與手臂保持一直線。呼氣時，彎曲手肘，將雙手縮回，手指張開，同時張開雙腿和腳趾（圖 17.75）。吸氣，將手臂伸直，雙手合併，雙腿也併攏（保持舉高）。呼氣，重複動作——張腿，屈肘，挺胸，並停留三到五次

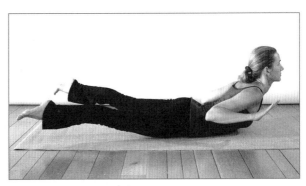

圖 17.75 蝗蟲式，第三步

呼吸。

　　放下時,呼氣,並將雙手縮回;雙手再次放到薦骨上;將頭、胸和腿放下。

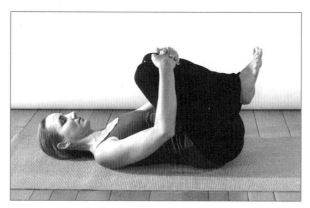

圖 17.76　抱膝靠胸式

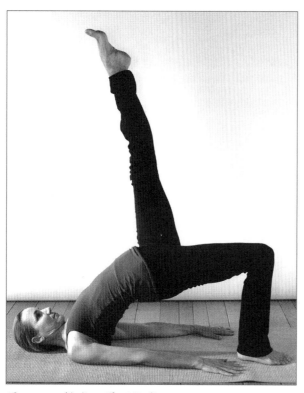

圖 17.77　橋式,單腿抬舉

抱膝靠胸式

　　翻身背躺,將膝蓋往上拉到胸前,手指在小腿脛上方交握(圖 17.76)。薦骨、肩膀和下巴都保持朝下。停留於此姿勢中三到五次呼吸。

橋式(單腿抬舉)

　　雙腳縮到膝蓋下,踩地,與臀部同寬。雙手放在身體兩側貼地,左腿筆直抬高於臀部上方,將能量推向腳,腳趾張開。吸氣,推向右腳,抬起臀部(圖 17.77),然後呼氣,放下背部。重複此動作六到八次。在最後一次時,停留六到八次呼吸,大腿內側用力,雙手向下壓,將臀部和胸部抬高。呼氣,放下。左腿保持舉高,以進入下一式。

仰臥手抓腳趾伸展式

　　左腿保持挺舉,雙手伸到大腿後側,順著膝蓋、小腿和腳下滑(如圖 17.78)。(你也可以用一段線繞過左腳腳板,以兩手握住線的兩端。)薦骨保持向下,透過左膝後側向前壓,遠離頭部。將腿垂直舉高,腳對著頭部。同時做這些動作,並拉長左臀,遠離肋骨,腿朝內微微轉動。停留於此姿勢八到十次呼吸。下次吸氣時,將頭和上背抬高,額頭對著左腿(圖 17.79)。你也可以在做此式時將右腿延展,自地面抬高幾吋,並將下背壓向地板(圖 17.80)。停留於此姿勢,呼吸八到十次。呼氣,同時將頭放下,左膝縮到胸前,準備進入下一式。

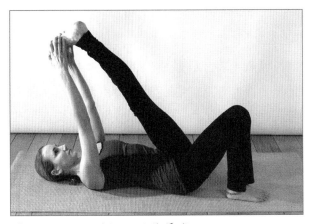

圖 17.78　仰臥手抓腳趾伸展式

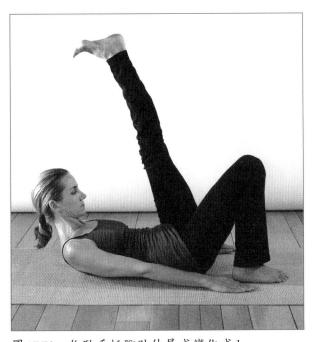

圖 17.79　仰臥手抓腳趾伸展式變化式 1

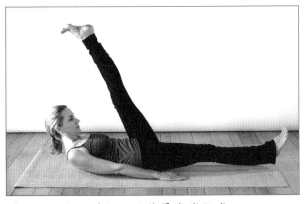

圖 17.80　仰臥手抓腳趾伸展式變化式 2

雙膝著地脊椎扭轉式

　　膝蓋放鬆，將腳放在右膝內側。右腿伸直，扭轉到右側。左臂伸直，與肩膀成直線，手掌朝下，頭轉向左側。左肩背部保持貼地，同時將左膝盡量向下壓（圖 17.81）。如果你的左膝無法靠到地板，可在下面放一個墊子。停留於此姿勢，呼吸六到八次。吸氣，將膝蓋移回中央；繼續下一式。

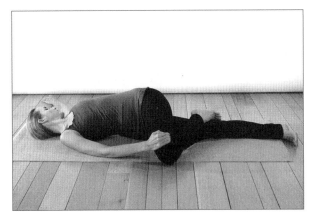

圖 17.81　雙膝著地脊椎扭轉式

半馬蹬式

　　從彎膝的姿勢，將左腳拉向後，左手放在左腳底，靠近凹處。以右手壓住右臀的重心，將左腳抬到左膝上方（圖 17.82）。停留於此姿勢，呼吸八到十次。呼氣，並放開左腳，進入下一式。

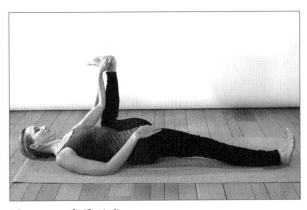

圖 17.82　半馬蹬式

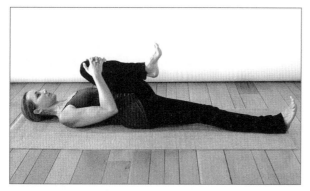

圖 17.83　單膝到胸式

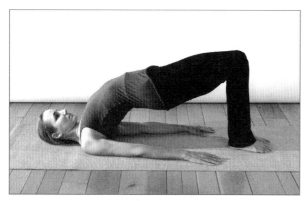

圖 17.84　橋式，雙腳與膝蓋併攏

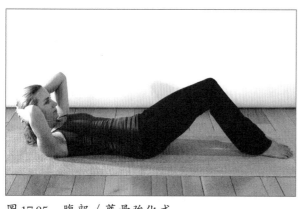

圖 17.85　腹部／薦骨強化式

單膝到胸式

吸氣，將左膝拉到胸前，手指繞著小腿脛交握（圖 17.83）。右腿持續伸展，肩膀保持壓向後背。停留六到八次呼吸。呼氣，將左腳拉到左膝下方，平放到地板上，並將右腿垂直舉高。

以上五式，從橋式開始，右腿抬高，換右側重複做一次。

橋式

躺在地板上，屈膝，雙腳縮到膝蓋正下方，併攏踩地。雙手平放在身體兩側，吸氣，抬高臀部與胸部（圖 17.84）。將臀部盡量抬高，但保持膝蓋內側相碰觸，吸氣，慢慢放低，讓脊椎一節一節地靠到地板。重複做六到八次。在最後一次時，停留於此姿勢六到八次呼吸，然後呼氣，並慢慢放低身體躺回地板。

腹部／薦骨強化式

仍然躺在地板上，屈膝且雙腳併攏，腳底保持貼地，但盡量將雙腳往前移動。雙手放在腦後。下背壓向地板，吸氣，抬起雙臂、肩膀和頭，盡可能遠離地板，但不要過度用力（圖 17.85）。做這一式時，下背保持貼地。呼氣，慢慢放低，下一次吸氣時再度抬高。如此來回做幾次後，保持抬起的動作六到八次呼吸。呼氣，並放低躺回地板。

橋式

雙手放在身體兩側，雙腳對著前方，盡量張開。呼氣時，將下背朝恥骨方向壓向地板；吸氣時，將臀部盡量抬高（圖 17.86）。雙手手掌可以貼地，也可以手指交握，讓兩邊肩葉靠近，雙手用力壓地。如果雙腳分開會使你的膝蓋內側受壓，可以以腳掌而非腳跟使力，停留六到八次呼吸。現在，放低背部，但保持屈膝及兩腳踩地，進入下一式。

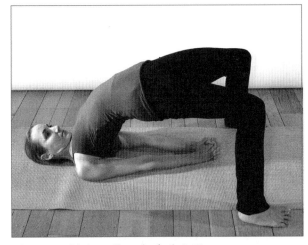

圖 17.86　橋式，雙腳與膝蓋分開

雙腿相對之腹部強化式

平躺，雙手在腦後交握，將膝蓋縮到胸前。左腿伸直，抬高左腳。呼氣，將左手肘壓向右膝，左腿盡量伸長（圖 17.87）。吸氣，將身體帶回中心位置，屈左膝，將右腿伸直。呼氣時，將右手肘壓向左膝，同時右腿盡量伸長。回到中心位置，完成第一回。不要在側身壓住任一邊的肩膀時放鬆；應該將雙肘盡量靠攏，讓身體重心保持在中央。繼續兩側交替做此式，配合呼吸，來回做五次。呼氣，雙腳回到地板，頭放鬆靠回，並鬆開雙手，放在身體兩側。

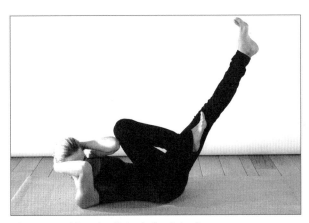

圖 17.87　雙腿相對之腹部強化式

橋式

兩腳踩地，縮到膝蓋正下方，膝蓋分開，與臀部同寬。呼氣，將下背壓向地板，雙手平放在身體兩側。吸氣時，將臀部盡量抬高，但不要過度施壓，尾椎朝恥骨方向用力，大腿內側靠攏，雙手仍平放在身體兩側接近臀部的位置（圖 17.88）。呼氣時，慢慢將身體放低，脊椎一節一節回到地板。重複做六到八次，在最後一次抬起時，停留六到八次呼吸。呼氣，並放低身體躺回。

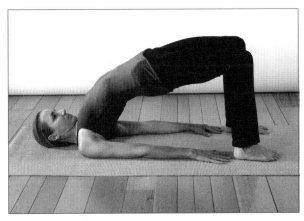

圖 17.88　橋式

臥姿馬鞍劈腿式

將膝蓋拉到胸前，然後將雙腿平直舉高，再盡可能張開（圖 17.89）。雙手放在膝蓋內側，肩膀向後壓地；呼氣，並慢慢將腿靠攏，雙手略微施壓（圖 17.90）。下一次吸氣時，再次將雙腿張開，雙腳保持放鬆（你也可以雙腳腳底併攏貼地，雙膝張開，再繼續依指示做動作，如圖 17.91）。重複做十到十五次。

最後一次重複時，雙腿保持張開，吸氣，將頭和上背挺舉，雙手放到兩腿之間，手指張開（圖 17.92）。停留於此姿勢六到八次呼吸。呼氣，雙腿再度靠攏；屈膝到胸。

呼氣，將頭和背部上半部仰靠到地板上。雙手放到大腿上（圖 17.93）。停留於此式，呼吸六到八次。呼氣，並將雙腿併攏，屈膝到胸。

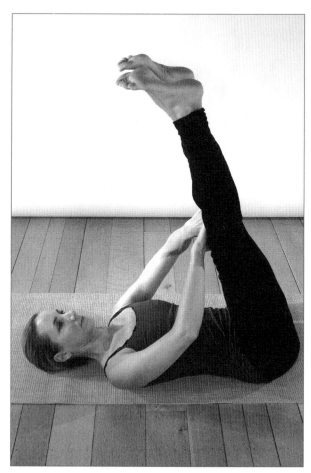

圖 17.90　臥姿馬鞍劈腿式，第二步

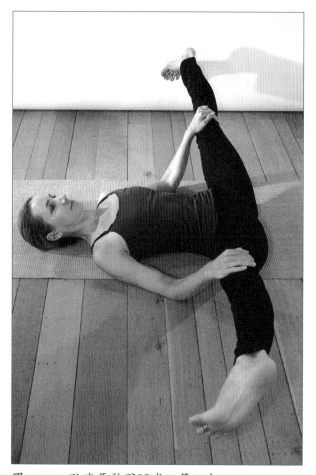

圖 17.89　臥姿馬鞍劈腿式，第一步

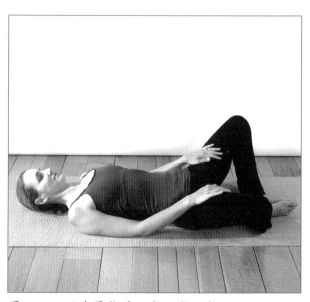

圖 17.91　臥姿馬鞍劈腿式，變化式 1

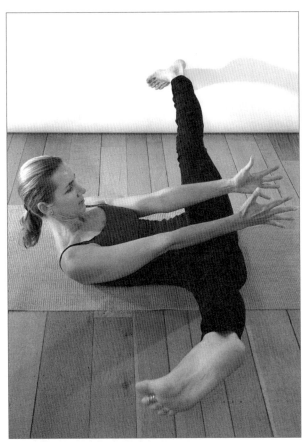

圖 17.92　臥姿馬鞍劈腿式，第三步

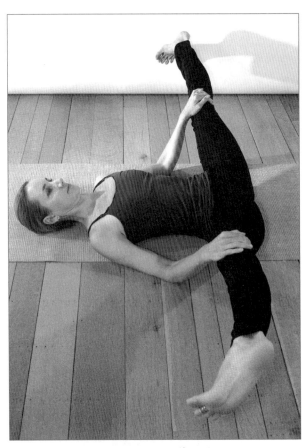

圖 17.93　臥姿馬鞍劈腿式，第四步

抱膝靠胸式

　　依照 100 頁的描述，以抱膝靠胸式（圖 17.94）休息。

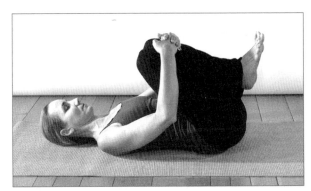

圖 17.94　抱膝靠胸式

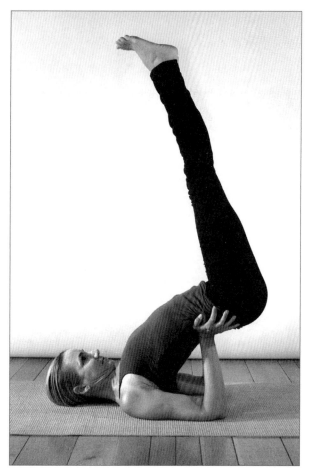

圖 17.95　初學者肩立式

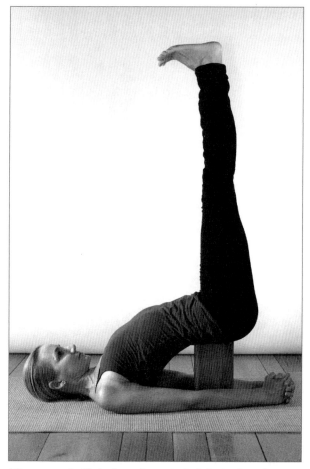

圖 17.96　初學者肩立式，運用積木之變化式

逆轉動作式或初學者肩立式及其變化式

　　如果你正值經期的頭三天、頸部受傷，或眼睛、耳朵、鼻子、牙齒正好發炎或感染，或有高血壓，就不要嘗試做任何類似此式的逆轉動作。只要以雙腿靠牆舉高（圖 17.97），平躺在地上休息即可。

　　從抱膝靠胸式，抬舉小腿脛，繃緊腹肌，將膝蓋拉向靠近頭部的位置。接著，上臂保持與肩膀同寬，雙手放在臀部附近撐住下背，腳掌用力向上，將雙腿伸直舉高（圖 17.95）。讓上背壓向前胸，上臂往下壓。頸部肌肉保持放鬆，頸部後方微微抬起，抗拒將下巴往胸口縮

的誘惑。

　　如果這會使你的手腕受到太大的壓力，可用一塊積木放在薦骨下方，手臂可以平放在身體兩側，也可以雙手交握（圖 17.96）。

　　停留於此姿勢十到二十次呼吸。呼氣時，屈膝到胸，同時運用腹肌和雙手，慢慢將背部放低，直到薦骨完全放下為止。屈膝，雙腳回復踩地，然後輕輕將頭在兩側之間轉動。接著屈膝到胸，手指繞過小腿脛交握，休息，呼吸數次。

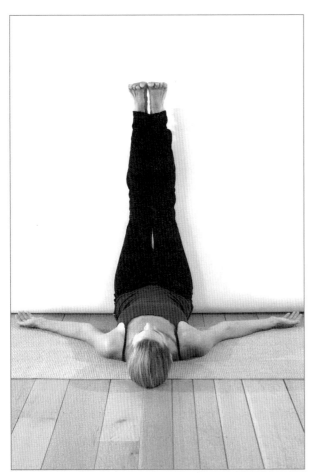

圖 17.97 舉腿靠牆式

臥姿脊椎扭轉式

　　平躺，手臂向兩側平伸，吸氣，並屈膝到
胸。呼氣時，將雙膝同時彎向左側，上背右側
保持平躺。如果你的膝蓋無法完全壓到地板
上，可以在下面墊一個墊子支撐。右臂向上高
舉過肩，靠到地板（或墊子）上。將頭轉向
右。停留於此姿勢一到三分鐘。

　　呼氣時，將手臂放下到身側。接著吸氣，
並運用腹肌將膝蓋拉回中央，然後呼氣，將膝
蓋壓向另一側，左臂高舉過頭，頭轉向左。停
留一到三分鐘。呼氣，放下手臂。吸氣，並運
用腹肌抱膝靠胸（圖 17.99）（見 127 頁）。停
留五到十次呼吸。

抱膝靠胸式

　　依照 100 頁的描述，以抱膝靠胸式休息。

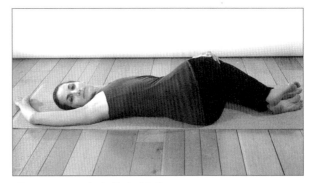

圖 17.98　臥姿脊椎扭轉式

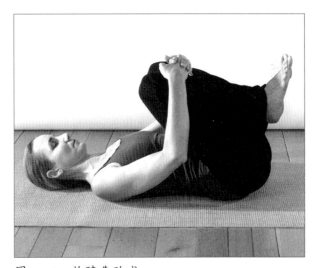

圖 17.99　抱膝靠胸式

屍臥式

依照47頁的描述做屍臥式（圖 17.100）。

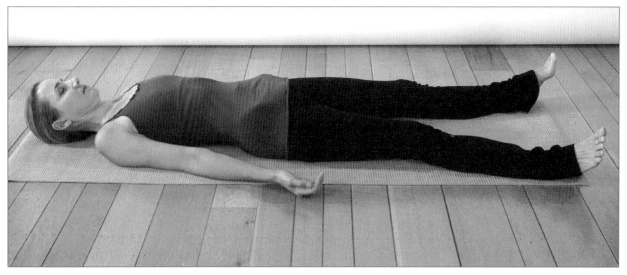

圖 17.100　屍臥式

生火的陽瑜伽練習：平衡上半身與下半身

拜日式的各種跨步式
（參見129頁的系列）

 站姿前彎式

 幻椅式

 勇士一式

 幻椅式第二步

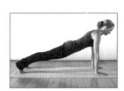 斜板式

 山式

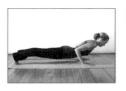 鱷魚式

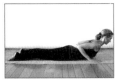 眼鏡蛇式

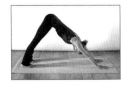 下犬式

拜日式到下犬式（同上）

 勇士一式

 勇士二式

拜日式到下犬式（同上）

以右腳向前，重複站立系列。

拜日式到下犬式（同上）

 勇士一式

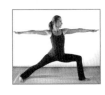 勇士二式

 勇士延展式
（Parsvakonasana）

拜日式到下犬式（同上）

以右腳向前，重複站立系列。

拜日式到下犬式（同上）

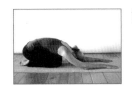 童式

 海豚式

半手倒立式

手倒立式

頭倒立式

站姿前彎式

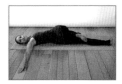
雙膝著地脊椎扭轉式

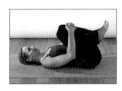
抱膝靠胸式

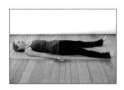
屍臥式

拜日式的各種跨步式

做上述的整個系列（見129頁），可加做各種跨步式，也可不做。做一到五回，再進入下一式。

幻椅式

從山式開始，吸氣，同時將手臂高舉過頭，保持與肩膀同寬。呼氣時，屈膝成幻椅式（圖17.101）。再次吸氣，手臂和雙手向前伸。呼氣，屈肘，頭向後仰（圖17.102）。吸氣，同時手臂向上伸直，眼睛直視前方，然後呼氣，並再次屈肘、仰頭。重複做六到八次。吸氣並舉臂，站直。呼氣，並將雙手放到胸前成為山式（圖17.103）。

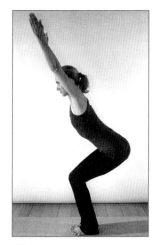
圖 17.101
幻椅式，第一步

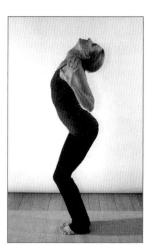
圖 17.102
幻椅式，第二步

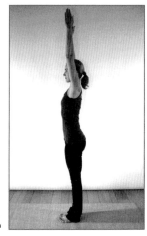
圖 17.103　山式

站姿前彎式

從山式向前彎身，成為站姿前彎式（圖17.104），如131頁的描述。停留於此姿勢約一分鐘。

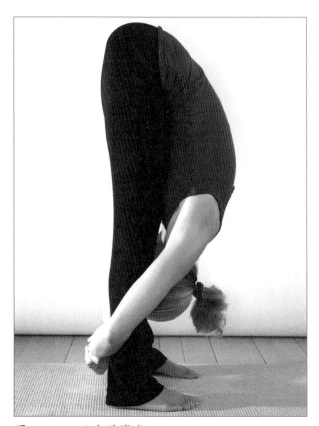

圖17.104 站姿前彎式

勇士一式

從站姿前彎式開始，吸氣，挺胸。呼氣，並將一腳跨向前，另一腳往後站，成為斜板式。從斜板式吸氣，接著呼氣，成為鱷魚式。吸氣成為眼鏡蛇式，呼氣回到下犬式，雙腿伸直。停留五次呼吸。在第六次吸氣時，左腳向前跨到兩手之間。當你呼氣時，右腳的後緣向下壓，腳趾對著正前方。吸氣，軀幹挺起，雙臂高舉過頭，與肩膀同寬，手掌相對（圖17.105）。右臀向前壓，尾椎縮入。由手肘兩側、肩膀、手臂向上挺舉（下臂外側往前胸壓，以保持肩膀向後），左膝壓向左腳，更進一步跨步，同時右腿內側和右腳外側用力。頭保持在正中的位置，眼睛直視前方。

停留於此姿勢中六到八次呼吸。

解除時，呼氣，低頭，腳跟離地。吸氣，腳向後退，回復斜板式，呼氣時回復鱷魚式。吸氣成為眼鏡蛇式，呼氣回到下犬式。停留五次呼吸。在第六次吸氣時，右腳向前邁到兩手之間，以另一側重複勇士一式。

解除時，重複之前所做的系列（後退一步成為斜板式、鱷魚式眼鏡蛇式，等等），直到成為下犬式，並停留五次呼吸。

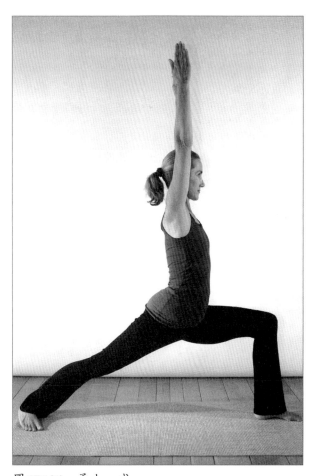

圖17.105 勇士一式

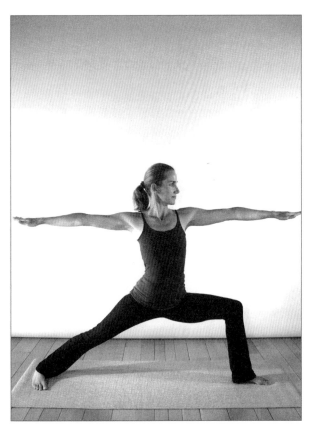

圖 17.106　勇士二式

勇士二式

　　從下犬式開始，吸氣，左腳跨向前（再次成為勇士一式，跟先前一樣），呼吸一次。吸氣，呼氣時將前腳繼續向前伸一些，臀部往側面拉開，手臂放下到肩膀高度，張開成為勇士二式（圖 17.106）。脊椎挺直，重心在兩腿之間，尾椎微向內縮，朝向左腳。臀部保持張開，左膝在左腳正上方，兩腿相對，挺胸，遠離腰部，將肩膀放鬆朝後。以柔和的目光經過手指往前看。停留於此姿勢六到八次呼吸。

　　解除時，呼氣，雙手向下放在左腳兩側的地板上，腳跟抬起。吸氣，同時向後退一步回復斜板式。呼氣成為鱷魚式，吸氣成眼鏡蛇式，呼氣回復下犬式。停留五次呼吸。在第六次吸氣時，右腳跨向前到兩手之間，重複勇士一式，再以右腿換另一側張開到勇士二式。

　　解除的方式與左腳在前時相同，呼氣並放下雙手，接著吸氣成斜板式，呼氣成鱷魚式，吸氣成眼鏡蛇式，呼氣成下犬式，停留五次呼吸。

勇士延展式

　　從下犬式開始，吸氣，將左腳跨向前（與先前一樣，再次成爲勇士一式），呼吸一次。吸氣，接著在呼氣時將前腳再朝前推進一些，臀部向側邊張開，兩臂降低到肩膀高度，再次張臂成爲勇士二式，呼吸一次。吸氣，當你呼氣時，往側邊延展軀幹和左手臂，向下壓，右臂舉過頭，經過耳朵，手掌朝下。可以將左手手指放到地板上（圖17.107），或在左腳外側附近放一個積木。另一個選擇是將左下臂放在左膝上，往右肩方向向前伸（圖17.108）。左膝保持固定於左足踝正上方，右大腿內側朝大腿骨緊縮，抗拒以右腿朝左跨步的拉力。左腳內側用力向下壓，同時將身體重心向後拉向右腳外側。將肋骨轉向上，右臂腋下轉向地板。你也可以先由手臂下方朝上看，停留數次呼吸，然後朝下看地板，同樣停留數次呼吸。

　　停留於此姿勢中六到八次呼吸。

　　解除時與先前的方式相同，藉著呼氣，將雙手放在腳的兩側，腳跟抬高，接著吸氣成爲斜板式，呼氣成爲鱷魚式，吸氣成爲眼鏡蛇式，呼氣成爲下犬式，停留五次呼吸。

　　現在以右腳跨向前，重複以上過程（從勇士一式到勇士二式到勇士延展式）。

　　以先前同樣的方式解除這一系列的動作，呼氣時將雙手放在腳的兩側，接著吸氣成爲斜板式，呼氣成爲鱷魚式，吸氣成爲眼鏡蛇式，呼氣成爲下犬式，停留五次呼吸。

　　當你完成以上站立的姿勢系列時，以童式休息，停留五到十次呼吸。

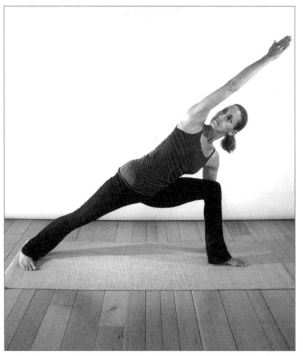

圖17.107　勇士延展式

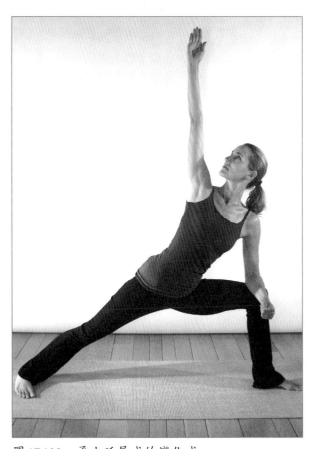

圖17.108　勇士延展式的變化式

海豚式

　　從童式開始，挺胸，兩手手肘與肩膀同寬，放到地板上，雙手輕輕併攏。吸氣，挺舉膝蓋，將臀部抬高，胸部往雙腿縮回（圖17.109）。頭部放鬆，肩膀繼續拉抬，遠離手肘，將身體朝雙腿靠近。停留於此姿勢中六到八次呼吸。呼氣，並朝膝蓋放低下背。

　　再度挺舉成海豚式，接著吸氣，抬高右腿，臀部保持在同樣高度。右腿伸直延展，腳趾張開（圖17.110）。體重平均分佈於肩膀、手臂和雙手，繼續提升重心，不要讓下臂受力。停留於此姿勢中三到六次呼吸。呼氣時，放下右腿。抬高左腿重複此式。放下腿時，可以回復海豚式，或以童式休息，呼吸數次。

　　挺舉回復海豚式，但這一次臀部抬高之後雙腳便站開，跨到瑜伽墊外側（圖17.111）。繼續抬舉，使下臂不受力，重心放在腿部，停留六到八次呼吸。呼氣時，降低身體成為童式。

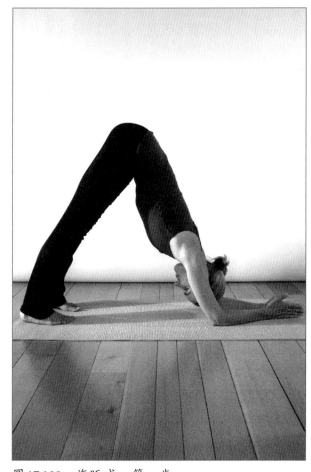

圖 17.109　海豚式，第一步

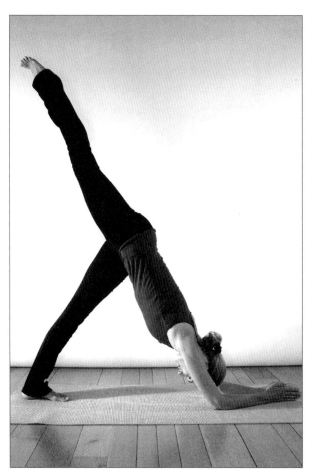

圖 17.110　海豚式，第二步

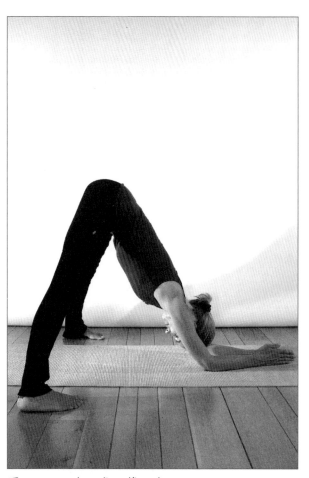

圖 17.111　海豚式，第三步

半手倒立式

　　腳跟靠牆做下犬式，接著以兩手撐地朝牆壁靠近。吸氣，同時以右腳撐著牆面，屈膝將腳抬高到臀部的位置，停留並呼氣。再度吸氣時，抬舉左腿，將左腳放在右腳旁邊，撐著牆面。呼氣時，慢慢將腿伸直，讓胸部正對著牆面；身體重心不要放在手肘和手腕上，肩膀保持在手腕的正上方（圖17.112）。頭和頸部要放鬆。

　　停留於此姿勢中八到十次呼吸。呼氣時，屈膝，先慢慢放下右腳，再放下左腳，以童式休息，呼吸數次。

手倒立式

　　註：頭幾次做此式時，需要有老師協助。

　　手指放在離牆壁約一手距離之處，做下犬式。雙腳朝手移近約一呎，吸氣，同時將右腿舉起。右腿保持伸直。呼氣，屈左膝。吸氣時，用力抬高右腿，然後左腿，離地伸直，雙腿併攏兩腳靠牆。當你踢抬雙腿時，身體重心會轉移到牆面上（圖17.113）。（如果你試了幾次後仍無法將雙腳靠到牆面上，就要找一個有經驗的瑜伽老師協助你。）一旦直立後，雙腿用力，腳趾張開，不要讓雙手受力，而且肩膀向後拉開。你可以朝下看著地板（尤其是你如果需要幫忙才能保持平衡的話），也可以頭頂放鬆地朝著地板，利用牆壁來維持平衡。

　　停留於此姿勢六到八次呼吸。解除時，以一腿靠牆，藉著呼氣將另一腿慢慢移到地板上，腿落地時應屈膝，才能在碰觸地板時感覺有彈性。放下另一腿，並以童式休息，呼吸數次。

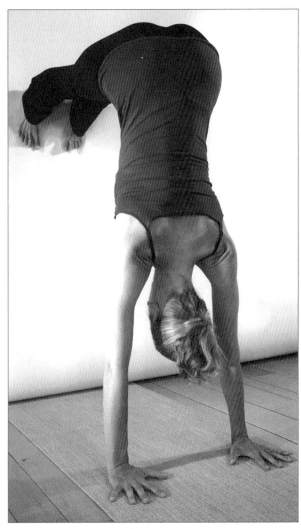

圖17.112　半手倒立式

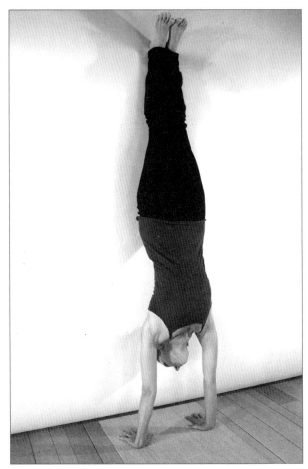

圖17.113　手倒立式

頭倒立式

註：進入頭倒立式中維持平衡的階段時，我建議你頭幾次最好找有經驗的瑜伽老師協助你。

從童式開始，雙手合併但手肘保持肩膀寬度，上臂往前伸，手指交握，拇指向上。頭頂下方多墊一層折疊的墊子（如果你不確定是否能維持平衡，最好在靠近牆壁之處），體重放在頭頂前方。抬起膝蓋和坐骨，如海豚式一樣，身體朝腿部移近，肩膀遠離耳朵。下臂伸長，上臂朝胸部縮回。以腳趾撐地，雙腿用力，保持伸直（第一步，圖17.114）。練習此姿勢數星期後，試試看一次朝上抬舉一腿並呼吸數次，臀部與身體其他部位保持一直線（第二步，圖17.115）。如果這會使你的腿筋感到

吃力，落地的腿可以屈膝，但抬舉的腿需保持挺直。

停留於此姿勢八到十次呼吸，然後呼氣時將腿放下，接著吸氣並抬舉另一腿。以童式休息，呼吸數次。

即使在你練習頭倒立式第一步和第二步時可以保持平衡，先呼吸數次再繼續，可以提醒你在做此式時適度的使力。

想要完成頭倒立式，頭幾次練習時，最好有有經驗的瑜伽老師在場，因為適度的用力非常重要。如果你已經在做此式，只要依照先前的描述將手臂和頭放好，藉著吸氣時將一腿朝上舉起，停留並呼氣，運用腹部的力量，將體重平均分配於兩手手臂上。吸氣，同時抬舉另一腿，雙腳在高舉過頭後併攏（圖17.116）。記住，兩臂向下壓，肩膀朝上，前面的肋骨往內縮，兩側抬高，尾椎內縮，大腿向後，膝蓋向上抬。時時注意身體的每個部位，以便在此式中維持全身的整合。

停留於此式一到三分鐘。解除時，藉著呼氣將雙腳往前，臀部朝後移動，運用腹部的力量讓雙腿朝地板落下。落下時，肩膀保持離地。以童式休息至少五次呼吸。

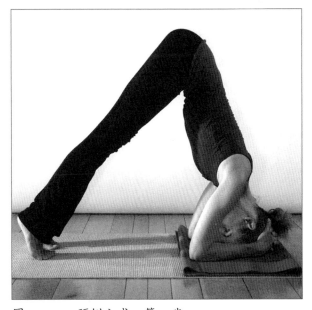

圖17.114　頭倒立式，第一步

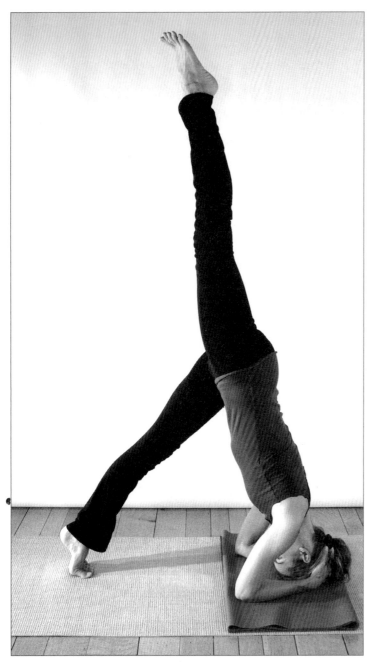

圖 17.115 　頭倒立式，第二步

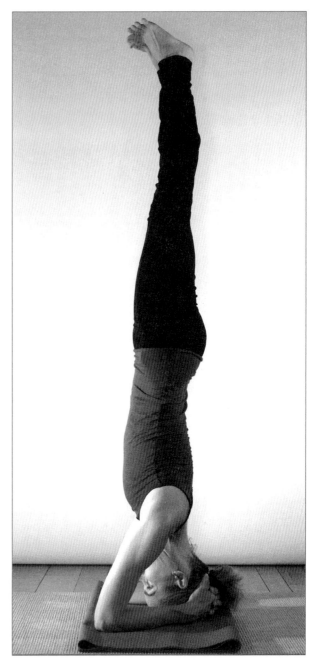

圖 17.116 　頭倒立式，第三步

站姿前彎式

依照131頁的描述做站姿前彎式（圖17.117）。將手靠放在另一手的手肘上，停留一分鐘。

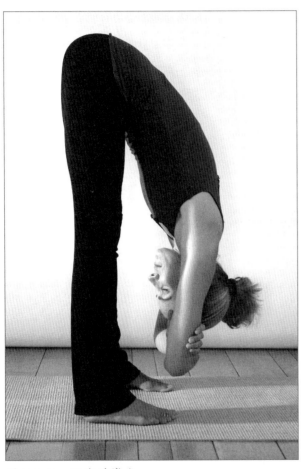

圖 17.117　站姿前彎式

雙膝著地脊椎扭轉式

平躺，左腿伸直，右膝朝身體拉近。右臂在地板上伸直，呼氣時將右膝跨向左，上背右側保持貼地。右臀朝與肋骨相反的方向用力時，左手可以放在右膝上。轉身，望向右方。停留十次呼吸（圖17.118）。

解除時，呼氣，同時將右膝朝右側移回，左腿伸長。吸氣時縮左膝，呼氣時如上述扭轉身體，但這一次以左膝壓向右方，左手臂和左上背保持貼地。右手輕放在左大腿上，左臀朝向與肋骨相反的方向。停留十次呼吸。

呼氣時解除扭轉，將雙膝屈向胸前，手指在小腿脛上方交握（圖17.119）。

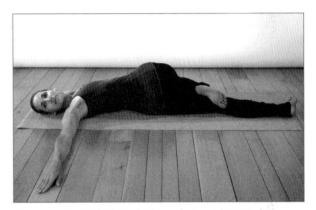

圖 17.118　雙膝著地脊椎扭轉式，單腿伸直

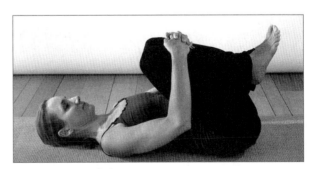

圖 17.119　抱膝靠胸式

抱膝靠胸式

平躺，將雙膝屈向胸前，手指繞著小腿脛上方交握（圖17.119）。如果你的雙手無法碰觸，可以用一段線放在小腿脛上，兩手各握住線的一端。

屍臥式

依照47頁的描述做屍臥式（圖17.120）。

當你完成體位法的修習時，以屍臥式讓全身組織和肌肉休息是非常重要的。在這段時間內，你的器官吸收增多的氣，並尋找一種自然的平衡。這也是在進行冥想之前的一個美妙的前置姿勢。你全身貼地，完全放鬆。心理上，所有的努力和認同都暫時解除了。你嘗試讓熟知的自己死去，好得到完全清新無邪的重生。

如果你真心修習此式，你會模擬死亡的過程，捨棄所有抓住不放的一切，包括你的身體和所愛的親人、你的成就與財物，以及過去的歷史與未來的計畫。這種完全的解脫使你可以開放心胸，面對眼前偉大的神秘未知。當你躺在地上，閉上眼睛，整個放鬆時，並不是準備要打盹，而是敞開心胸，進入一種寧靜的清醒，不受任何思緒或導引干擾。你養成一種清明的感受性，放開一切的計畫和自覺，自由自在，不受牽絆。這種身心的完全解放，加上一種清醒和警覺，將成為冥想知覺的基礎。

你應該停留於此式五到十五分鐘，好讓你生存的每個層面都完全解放。如果你覺得昏昏欲睡（當你常常感到生活空虛時，這會很常發生），可以以呼吸控制法讓自然警醒的陽層面活躍起來，再開始進行冥想。

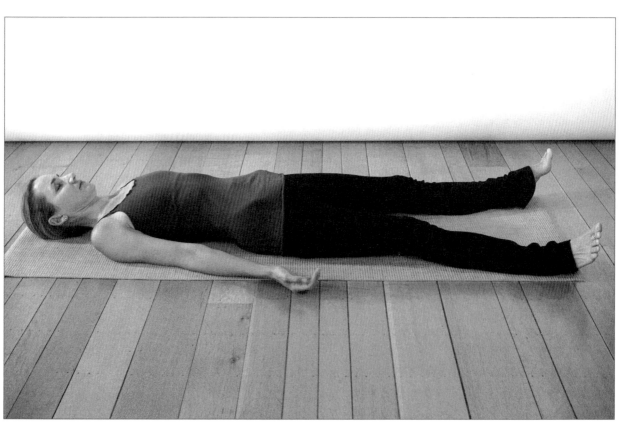

圖17.120 屍臥式

18. 坐姿呼吸控制法

「Prana（氣息）」意指「生命力」，「yama」意為「增強」或「改變」。「Pranayama」（呼吸控制法）是一種透過呼吸的三個層面以強化生命力和專注力的修習；這三個層面是吸氣（puraka）、呼氣（rechaka），以及吸氣與呼氣之間的停頓（kumbhaka）。這是進入冥想之前的美妙序曲，因為這會使心靈平靜穩定，有助於清除經絡的阻塞，排除血液中的毒素，並驅散肺部中不新鮮的空氣。體內有韻律的壓力會刺激腦幹液體的循環，將精鍊的能量送到腦細胞和腺體中，使腦部中心能夠以更接近高峰的能力運作。當二氧化碳得以有效地排出時，增多的氧氣便會滋潤全身。呼吸控制法對失眠、心理壓力大和感到抑鬱的人而言特別有幫助，而且據說也有助於控制心臟病。

　　一般說來，要進行這些練習，一定要有一個合格的老師在場，因為我們若不瞭解如何以正確的方式修習，便可能使敏感的氣息系統受到干擾。在此，我提供各種簡單但有效的技巧，這些技巧有助於平衡氣的消耗，使思緒變得清晰，激勵我們開始進入靜坐冥想的階段。你可以選擇在做其他練習之前或之後，進行這包含九回清除週期的短時間練習。（我通常會在任何體位法或冥想修習之前，先做這些練習。）當你有較多時間時，可以在練習過體位法之後、進行冥想之前，做我所建議的一個或數個練習。

左脈、右脈和中脈

　　鼻孔交替呼吸法（Alternate Nostril Breathing）會促進儲存我們陰與陽能量的兩條主要經脈——左脈（或陰脈，月亮脈）和右脈（或陽脈，太陽脈），並使兩者平衡和諧。三脈與導引氣流動的經絡相通。有些人認為，兩條主要經脈與位於身體兩側的泌尿膀胱經絡相對；也有人認為，督脈經絡與右脈（熱、太陽、陽能量）相連結，而任脈則類似左脈（冷、月亮、陰能量）的概念。這兩條經脈是身體的正反能量所在。我們已經探討過能量如何可以以陰和陽的特質加以描述，以及這些標籤可以根據我們所做的比較是什麼而改變。當我們將整個身體從腰部橫切成兩半時，上半身就是

陽，下半身就是陰。但是當我們從上到下將身體縱切為兩半時，許多古老的文化都認為，在身體左半邊流動的能量就是陰，而右半邊的就是陽。有些文化傳統則持相反意見，也有些認為女人的右邊是陰，左邊是陽，而男人卻是左陰右陽。為了避免複雜化，我們一律採行傳統印度瑜伽的論點，即左為陰（左脈），右為陽（右脈）。

這兩條主要經脈的起源與流向，在不同的文化中也有不同的說法。有些認為它們始於下腹（生殖輪），以螺旋狀交叉通過脊椎，但不相碰觸，直接通過其他脈輪（能量中心），直到在眉間輪與中脈相連，然後再次分開，分別通到兩個鼻孔的終點。有些認為兩條主要經絡都始於基部的海底輪，接著從中脈的兩側向上直通，於第三隻眼的眉間輪交會，再向下到達鼻孔。無論哪一種說法，都指出這兩條經脈推動收與放能量的循環，這相對能量與我們的二元心有關。

當我們有意識地進入這些經脈，將氣完全推向一條通道，接著活化另一條時，便開始淨化其中紛擾的能量，將它們帶向平衡、同質的和諧狀態；之後，暫時中止的氣息則在臍輪將它們匯集。這不僅開始活化我們身體中心的能量漩渦（連綴左右、前後和內外的能量），而且中脈也同樣開始活躍，激使我們將注意力轉向內在非概念化或超越概念的存在。這條身體的能量通道沿著身體中心經過所有的脈輪，通過骨髓，推向頭頂，然後向下到額頭下方終止，與左右兩條經脈匯集，而後兩條經脈繼續通到鼻孔的終端。（註：有些瑜伽修行者宣稱中脈並不沿行於脊椎內部，而是接近身體中心，通過脊椎前方。）將我們的注意力放在兩側的經脈，是為了當它們得到平衡時，我們的意識就會開始併入中脈，也就是身體的中心，使我們可以更容易進入冥想覺知。

更進階的體位呼吸法練習可以刺激蟄伏的

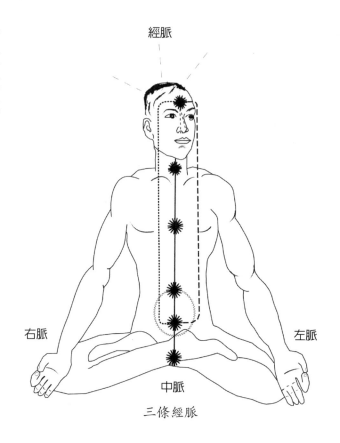

經脈

右脈　　　　　　　　　　　　左脈

中脈

三條經脈

內在，通常會導引到生存最微妙的領域。要發展這些技巧，一定要尋求合格的老師引導。如果你或你所知道的某個人糊里糊塗的覺醒造成反社會、笨拙、怪異或冒險行為，可以到「性靈緊急網絡」（Spiritual Emergence Network，www.spiritualemergence.net）找受過訓練的治療師求助，他們可以分辨真正的性靈覺醒或甚至精神病或神經分裂，也知道如何適當的加以治療。

九回清除週期：每日七分鐘的呼吸練習

以舒適、挺直的姿勢坐著，將脊椎的垂直軸伸長，頭向後縮靠到肩膀上方，下巴和額頭成為一直線。你可以選擇第二十章（參見185頁）所建議的任何一種冥想的坐姿。

有一種簡單的手勢可以讓我們很容易交替閉住一側鼻孔，並保持輕輕壓住第三隻眼的一

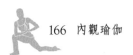

點：將右手的食指和中指併攏，然後第四指從外側壓向小指（圖18.1）。

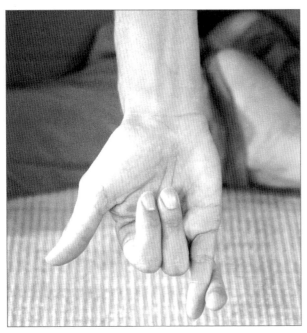

圖18.1　鼻孔交替呼吸法的手勢

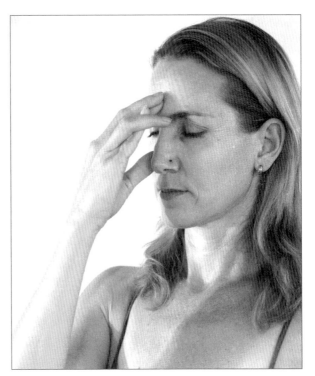

圖18.2　以左鼻孔呼吸

要閉住右側的鼻孔，可用拇指按住右側鼻翼，並以食指和中指的指尖按住第三隻眼（額頭中央）（圖18.2）。以左側鼻孔慢慢吸氣及呼氣五次，每次吸氣應長達五秒，呼氣也應該有五秒左右。接著以第四指閉住左側鼻孔，抬起拇指，並以右側鼻孔慢慢呼吸五次（圖18.3）。現在你可以開始九回清除的週期了。以拇指閉住右鼻孔，用左鼻孔慢慢吸氣，再慢慢呼氣；接著再次慢慢吸氣，但用力呼氣。這兩次呼吸算做一回，重複做三回。以左側鼻孔做過三回之後，閉住左鼻孔，抬起拇指，換右鼻孔做三回。記住，每一回的韻律應該是慢吸、慢呼、慢吸、快呼。左右交替做過三回之後，放下右手，以兩鼻孔一起呼吸，再以同樣的方式做三回。這些合計起來就是九回清除週期。（當你以左側鼻孔呼氣時，想像你釋放了貪欲；當你以右側鼻孔呼氣時，想像你釋放了所有的恨意；當你以兩鼻孔同時呼氣時，想像你釋放了所有的妄想。）

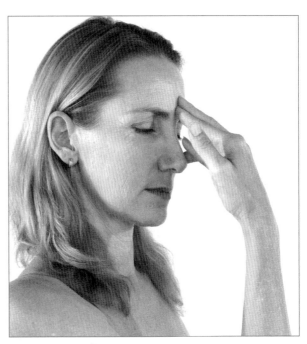

圖18.3　以右鼻孔呼吸

做過九回之後，吸氣並屏住呼吸約十秒鐘。非常緩慢的呼氣，在呼氣完畢時，再度屏息五到十秒鐘。最後進行三次緩慢且疏通全身的勝利式呼吸法。

這個短時間但極有功效的練習，有助於一

天的開始，因為這會喚醒在睡眠中暫時停滯、位於肚臍的主要能量中心，也是我們進入個人力量的主要能量所在。

風箱式呼吸法（Bhastrika）

先以右手拇指閉住右鼻孔，以食指和中指按住第三隻眼，以左鼻孔呼吸五次。如此呼吸的同時，引導注意力在吸氣時由左脈向下到達骨盆，呼氣時再從左脈向上回到胸腔。通過左脈呼吸時，心理上要感覺進入陰的層面，即性格上比較陰沉、被動的一面。

呼吸五次之後，以第四指閉住左鼻孔，舉起拇指讓右鼻孔張開；以右側重複呼吸五次。如此呼吸的同時，吸氣時沿行右脈向下，呼氣時沿行向上，感覺進入你的陽層面，即右脈所呈現的外放、勇於表現。

每側重複三次。

現在，閉住右鼻孔，以左鼻孔吸氣，並快速呼吸三十次（如果你在半途失去節奏，可以少一點）。如果你覺得氣上不來，可以減為十次快速呼吸，停頓，吸氣，接著再做十次。以左鼻孔如此呼吸共三輪。左邊如此呼吸三十次之後，以第四指閉住左鼻孔，用右鼻孔吸氣，重複同樣的練習，快速呼吸三十次。做完這個練習後，右手放下，以兩鼻孔一起慢慢做一次勝利式呼吸法。吸氣之後，屏息到必須呼吸為止（剛開始時平均是十到五十秒）。

當你止息時，將會陰縮入到骨盆基部（會陰收束法，Root Lock [Mula Bandha]），將氣息鎖在身體中心。在暫停呼吸時，我們以體內的生理行動鎖住一個區域，阻止氣息散發，創造出一種內在的真空狀態，稱為「收束法」（bandha，意為封鎖或束縛）。收束法不僅將氣流重新分佈並改善，也透過內在的按摩增進體內器官的健康。收束法刺激並調節神經系統，移除停滯的血塊，同時鬆開阻礙氣息

在靈體（subtle body）中心區域流通的能量結（granthis）。

會陰收束法會鎖住脊柱內部能量通道的下半部。要進行這種收束法，我們必須將注意力放在骨盆上。會陰位於肛門和生殖器之間，是一個很小的菱形肌肉組織。這個部位具有氣橋的作用，可以將散逸的陰氣重新向上導回到較高的能量中心，與上面的陽氣結合。會陰是器官的基部，當它變弱時，能量就會漏出。將能量重新導回內部，我們便會開始感到踏實。要活化會陰，只要將骨盆往內縮即可，彷彿你忍住大小便那樣。你可能需要練習縮放，才會意識到這個部位的存在。當你練習時，可以呼吸數次。吸氣時，將注意力往下放到底部。吸氣結束時，停住氣，將會陰朝身體中心向上提（輕輕提起即可，不要用力擠壓肛門的括約肌）。現在，呼氣且同時放開，輕輕向下推。會陰收束法就是將骨盆輕輕提起的動作。重複數次。繼續以會陰收束法練習呼吸控制法。

能量很容易會漏失的另一處是透過頭部。我們可以用收頷收束法（Chin Lock 或 Jalandhara Bandha；「jal」是指「喉嚨」，「dhara」是指「底部」）從喉嚨蓋住能量，將能量鎖在軀幹內。收頷收束法可以閉住氣管，壓縮喉嚨的神經和腺體，使心跳變慢，並鎖住能量在脊柱上半部的通道。這種收束法可以改善甲狀腺和副甲狀腺的作用，對我們的新陳代謝有直接的影響。

做收頷收束法時，應先將下巴抬向前，再往下輕壓，碰到胸骨的頂端（圖18.4）。如果你無法以下巴碰到胸骨，可將肩膀微微抬起，將胸骨拉高，再以下巴碰觸。

呼氣時，慢慢且有意識地解除封鎖，才不會迫使氣息一下子流出來。收束法會創造一種內在的壓力，就像將一根管子兩端都蓋住一樣。放鬆時，便會造成一種渦流的效果，使氣流入所有主要經絡和穴道，使全身的系統都浸

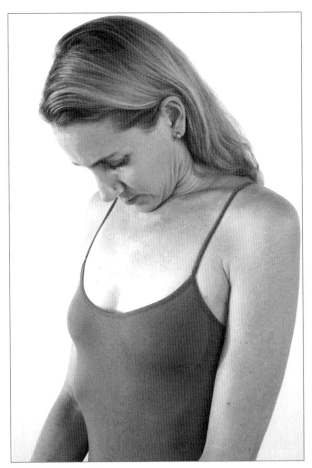

圖18.4　收領收束法

潤在精鍊的能量中。

重複此過程三次。

鼻孔呼吸交替法與止息

在兩條主要經脈得到淨化之後，現在我們可以一條一條分開佔據，將能量暫時壓到中央，並進一步使陰能量和陽能量（接收的與創造的）在我們體內相互混合交流。

先以拇指閉住右鼻孔，以左鼻孔吸氣，再以第四指閉住左鼻孔，以右鼻孔呼氣。接著，以右鼻孔吸氣，而以左鼻孔呼氣。每次吸氣和呼氣，都應維持大約五秒鐘。

重複三回。到第四回時，以左鼻孔吸氣約五秒鐘，止息五秒鐘，再以右鼻孔呼氣五秒鐘。現在以右鼻孔吸氣，止息五秒鐘，再以左

鼻孔呼氣五秒鐘。這是完整的一回。重複做三回。以左邊吸氣五秒鐘，止息五秒鐘，以右邊呼氣五秒鐘——這是1：1：1的比率。

當你可以輕鬆重複做三回時，便可加入收束法。過一段時間後，試試看將止息的時間增長為十秒，並允許呼氣也增加到十秒。以左邊吸氣五秒，止息十秒，再以右邊呼氣十秒，比率為1：2：2。然後再換邊以1：2：2的比率重複做一次。

本山大師認為必須等你可以輕鬆做完二十五回的交替呼吸之後，才可以增加比率。一個好的測量法是，剛開始時務必做到呼氣的時間和閉氣（止息）的時間一樣長。所以，如果你吸氣為五秒，止息為十到十五秒，那麼呼氣也必須達到十到十五秒才行。最後，當你的能量體開始增強時，便可以把比率提高到1：4：2；換句話說，吸氣五秒，止息二十秒，呼氣十秒。

當你能夠輕鬆完成許多回時，便可以在呼氣之後再增加一次止息。

閉氣時，可以運用已經討論過的兩種收束法（會陰和收領收束法），也可以在呼氣後再加做第三種收束法，稱為腹貼背收束法（Belly Lock 或 Uddiyana Bandha；「uddiyana」意為「飛回」）。這種收束法式是將腹部吸入，以進一步增加身體管路的壓力，有助於將停滯的氣向上提，如此可刺激血液循環和吸收，強化器官、肌肉、神經和腺體。心臟受到輕輕擠壓，創造出一種上升的壓力，強化橫隔膜和所有呼吸系統的肌肉。這種收束法也可以增進消化、排泄和吸收系統，同時更有利於吸收氧氣和排出二氧化碳。

要創造腹貼背收束法，在呼氣完畢時停頓。當肺部的空氣已經完全排出之後，微微傾身向前，將腹部盡量往內縮到肋骨下方（圖18.5）。

運用所有的收束法，稱為大收束法

（Great Seal 或 Maha Bandha）。你可以用手指按住鼻翼進行，也可以不以手指按住鼻翼進行，但一定要在呼氣之後才做。三種收束法合在一起，會在身體中心創造一種內部的壓力。當我們放鬆時，氣息會散佈全身，使整個系統可以得到強化、輕鬆並更有活力。這三種收束法一起做，也有助於將上半部和下半部的氣集結於身體中心。當這兩種能量在肚臍交會時，我們會自然放下對俗事的掛慮，養成更多精緻的意識品質。

通常你呼氣的時間無法像吸氣那樣長。現在嘗試兩者都停留五秒，然後再慢慢、平穩的吸氣。如果你在做這種止息之後開始喘息想要吸入更多空氣，下一回時就不要閉氣那麼久。

這幾回的比率應該是1：2：2：1，即吸氣五秒，閉氣十秒，呼氣十秒，閉氣五秒。接著換右邊吸氣五秒，閉氣十秒，呼氣十秒，閉氣五秒。

重複做三回。

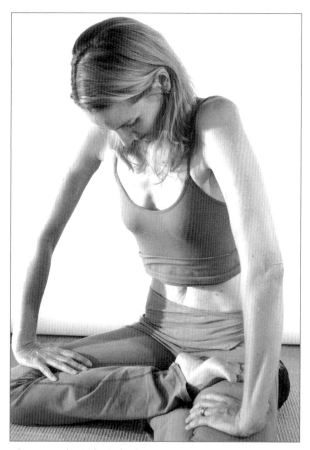

圖 18.5　腹貼背收束法

火氣息運氣法

火氣息（Kapalabhati）在瑜伽書中得到甚多讚揚，因此我將在本書列出其中一些，藉以鼓勵你固定修習。這種快速的體位呼吸法可創造出一種內在有規律的按摩，刺激腦脊液的循環，影響脊椎和腦部的壓縮和解壓縮。這種刺激會強化橫隔膜和肺部，增進心臟和血液循環，因此有助於將廢氣排出。它也會使鼻子的通道和鼻竇變熱，清除多餘的分泌物，有助於增強對感冒和呼吸系統失調的抵抗力。它可以改善便秘和消化，加速新陳代謝，幫助刺激遲緩的系統，並強化神經系統，有助於使腎上腺正常化。此練習也可加速氣息在體內和腦部的流通，增加活力，並使腦筋清晰。

一開始，你可以先擤擤鼻子，淨化鼻子的通道。接著，選擇一種舒適挺直的坐姿（參見185頁）。先進行三次緩慢的勝利式呼吸法，將一手按在腹部上以感受其動作，深吸一口氣，接著以類似擤鼻子的短促但快速動作強調呼氣。快速吸氣以保持節奏，但持續強調呼氣。不要像做勝利式呼吸法那樣閉住喉嚨前方，也不要用力擠壓聲帶。呼氣時的聲音應該快速清脆，吸氣時不要有聲音。當你將氣排出時，保持原來的姿勢，避免搖擺軀幹。你的脊椎應保持穩定，腹部則配合呼吸縮放。用手檢視動作，感受當你呼氣時，腹部完全貼向脊椎的動作。每次吸氣時都要短暫地放鬆，並維持同樣且重複的節奏。

剛開始時，第一回應短促呼氣三十次。如果你在呼氣當中腹部的節奏亂掉，可以早些停止。最後一次呼氣時，稍微放慢，讓所有的空氣排出，接著在做勝利式呼吸法時緩慢的深深吸氣，吸完氣後再閉氣。

運用先前所描述的會陰收束法和收頷收束法，閉氣十到三十秒鐘。在閉氣一段適當的時間（十到三十秒）後，運用勝利式緩慢但有控制的方式呼氣，並解除封鎖。當你做完這個練習時，進行完整的一回呼吸法。重複做三回。

只要多加練習，你就可以強化肺部和呼吸系統的肌肉，使你可以在每一回輕易地增加呼氣的次數。經過幾個星期的持續練習，你的一回就可能包含五十到一百次呼氣了。有一個很好的方法可以數你的呼吸次數，那就是將手輕輕掄拳，放在大腿上。每完成十次短呼氣，就伸出一根指頭，這樣可以使你記住正確的數字，因為每個人的進展都不一樣。你可以輕鬆完成的次數必須維持數週後，再考慮增加次數。

止息

在鼻孔呼吸交替法那一節中，我們已經看過這個練習可以如何增進血液中氧氣的供應，以及將更多集中的氣導入我們所專注的任何部位。這個練習可以加到其他修習之中，也可以單獨做。

以挺直的坐姿坐著，做三次勝利式呼吸法，將注意力放在中脈。下一次吸氣以五秒左右完成，當你吸飽氣時，閉氣約十秒鐘。在止息時，進行會陰收束法和下頷收束法，同時將注意力放在肚臍部位，也就是陰能量和陽能量交會之處。

依你的能力而定，止息十到五十秒，但不要過度。當你開始呼氣，放開封鎖，並且緩慢且平穩的呼氣，以大約十秒的時間完成。如果這會造成壓力，或是呼氣的時間比閉氣的時間要短得多，你可以縮短閉氣的時間。

比率應該是1：2：2，重複做三回。

這個練習經過幾個月後，你可以在呼氣之後再增加三回的閉氣。在呼氣之後閉氣，會比在吸氣之後閉氣要難得多，因此剛開始時的時間不要過長。可以吸氣五秒，呼氣十秒，呼氣之後止息五秒。當你練習止息時，也要進行會陰收束、下頷收束和腹貼背收束。務必要將空氣完全排出後，才能將腹部往後縮，然後閉氣。

這個練習的比率為1：2：1，重複做三回。

大收束法（Maha Bandha）

在練習了幾個月我剛才描述的呼吸控制法後，你可以試試在每次呼吸後做三回閉氣。切記不要過度勉強，而且在止息後的呼吸應該要跟止息的時間一樣長。你可以在吸氣後進行會陰收束和下頷收束，在呼氣後的止息時進行腹貼背收束，這便是完整的大收束法。

吸氣五秒，止息十秒，接著呼氣十秒，再止息五秒。此練習的比率應是1：2：2：1，重複做三回。

19. 基礎佛法

正念（mindfulness）的訓練，根源自佛教在兩千五百多年前傳授的教義，也是著名的八正道之一。正念既是一種態度，也是一種技巧，包含於內觀（vipassana）的修習中。「passana」意為「看」或「辨識」，「vi」的意思是「一種特別的方式」。因此，「內觀」是一種觀看的藝術，或是一種掙脫根深柢固的偏見與偏好所造成之影響力的生活。這種不受約束的觀點孕育出一種洞察力，可以看出事物潛藏的本質。覺知訓練就是開發這種觀看技巧的一種練習，有助於認識在這個領域中的基本原則。

佛陀深奧、包容但激進的觀點，始於思索幸福真正的意義。他指出，想要體驗幸福的欲望，是人人都有的一種普世共存的動機。我們如何定義幸福，以及以何種態度和行為追求幸福，終會決定我們的生活品質。

佛陀接著描述主掌我們心態、煽動我們拙劣的念頭與行為的八種習慣態度。他稱這些極端的二元對立為「世間八法」，也是四組相互對立的主題：

我們想要的	我們不想要的
享樂	痛苦
讚美	責難
認可	羞辱
獲得	失去

我們多數人都會不知不覺地陷入這些潛伏的公式中，在兩者之間擺盪：汲汲營營地追求並抓住前者，同時千方百計地規避後者。我們認為這是得到幸福的良方。這種生存模式，在我們所渴望的事物與所害怕的事物之間形成一種原始的張力，將我們困在一種無謂的掙扎中：我們堅持所有的事情都必須符合自己的欲望，才能使我們得到幸福；但是，世間各種突發的狀況卻都不在我們的掌握之中。唯一不變的事實是，萬事萬物皆會改變。因此，無論我們成就或得到多少，都免不了面對情況改變的心碎。

佛陀對於人生經驗，提出簡單但深奧的洞察，即後面四項：痛苦、責

難、羞辱和失去皆是無可避免的，正如老、病、死一樣。他建議我們學會接受這些生命的特質是無可避免且普世共存的，而不要將其視爲我們卑劣、低下的證據，或是來自某種魔鬼勢力的懲罰。他也建議，在我們想要改變狀況之前，應先學習接受生命違反了對我們的某種秘密承諾，並探究我們和發生在我們身上這些事情的關係（而不是因在每種無法掌控的事件中無謂掙扎而感到窒息）。採取改變的行動通常是可行的，但否定或對抗逆境，同時又努力想要抓住享樂與讚美的慰藉，卻絕不可能使我們得到眞正的滿足。

佛陀宣稱，任何人只要願意走上探索的道路，便可能得到一種比較穩固的幸福。他的教誨指出，眞正的幸福源自一種生活方式，將我們的心靈和思想擴張，涵蓋所有的世間八法。雖然乍聽之下這似乎不可能，但事實上，我們可以學習活在享樂和痛苦之中，獲得和失去之中。我們學習不再嘗試擺脫或否認困難的經驗，而是敞開心胸去面對這些內在的創傷，不再避免去直接體驗。透過思考和關照，我們親自去探索不排斥痛苦、責難、羞辱和失去，而結束掙扎、得到解放的可能性。

唯有眞心對於探索生存之中這些無可逃避的特質感到興趣，我們才可能得到眞正的意念訓練。我們必須有種好奇心，以較有意識的方式學習如何體會人生所有的經驗。佛陀的教誨和修行，教導我們如何毫不抗拒地接受生命的朝生暮死，不斷深入探索生存的本質，才能對幸福的意義有更深刻的洞悉。

三寶

想要去除這種生存的無謂掙扎，我們必須開始辨識所有爲了追求享樂及對抗不愉快經驗而執著不放的方式。這是一種複雜的努力過程，所以我們需要有力的支柱。佛陀的道以一種稱爲「三寶」的三重體系提供我們協助，這三寶是：佛寶、法寶和僧寶。這裡的佛，是指我們覺醒的本質（反映在歷史上，即爲佛陀）。在我們受制約的模式下，隱藏著佛的本質，或者也可稱之爲開放的覺知，我們眞正的內在住所。當我們訓練自己對經驗中各種不同的特色保持禪定的注意力時，慢慢的，我們就會學到停駐於注意力本身的寬闊領域中。無論我們的經驗內容爲何，我們的安全感或庇護感已成爲覺知本身沒有任何束縛或邊界的領域。

三寶的法寶包含佛陀對現實本質的所有教誨。我們必須思索並修習這些教誨，才能辨識生存的基礎，使這基礎得以穩固。這些工具使我們在覺知的道路上前行而不越軌，是我們在道上的住所。

僧寶是在這條探索之道上的同一群人，他們生活或期望生活在覺知中，是我們的良師益友，鼓勵我們在道上前行，並幫助我們在搖搖欲墜時

重新站穩腳步。他們是我們靈性上的家庭。

三寶非常的珍貴，是我們無價的支柱，一生的庇護。三寶的庇護使我們不再無意識地遊蕩於循環的習慣模式中或輪迴（意為「不斷地旋轉」），而是帶引我們回到心理上完全自由自在的住所。這種幸福化現為對人生奧秘積極和直接的體驗，一種想要完全擺脫貪婪、憎恨與幻滅等人生魔障的熱烈欲望。

　　無論佛出現與否，真相不變。天堂與地獄並不是處所，而是
我們心中的一種生存狀態。

──佛陀

四聖諦

佛道經過數千年的發展，化約為許多種行為和修習模式，但在所有派別共有的教義中，最常見的就是四聖諦（譯註：又稱四真諦或四正諦，簡稱四諦）。這四個簡單但深奧的主旨，並不只是我們必須相信的概念而已，也不是由佛陀所發明的。他只是將這些重要的主題列出來，強調常受到忽視的受苦本質，與解除痛苦的可能性。這四種真理是相互依存的，我們如果想要在佛的道路上有所進展，就必須對其有一致的理解。如果我們將第一種真理獨立出來，而沒有去理解全部，便可能會誤解佛道是悲慘的，而不是實際且樂觀的。

四聖諦的第一個真理是人生有苦。苦以各種方式顯現在所有人的生命中，包括壓力、懼怕、緊張、焦慮、沮喪、失望、棄絕、疏離、怒氣、驚恐、嫉妒、羞愧等等。即使我們很幸運，過著美好的生活，努力照顧身體，有健康的基因和強健的體魄，終究仍免不了病、老、死。任何財富、手術、醫藥或疫苗，都不能讓我們免於面對這個無可爭議的事實。學習勇敢接受人生必有的困境，可以減少我們感覺被人生際遇背叛的傾向，我們可以因此得到解脫，以更誠實和直接的態度去面對事實。

在每一種真諦中，都暗示著一種告誡，以深入探詢和直接的方式反應人生。在第一種真諦中的告誡，就是去探查我們所受的所有苦難。我們學習將注意力放在自己的每一個層面上，而不要有所偏好。這種不偏失的關注會產生對生存的多變本質（anica，輪迴中）具有洞察力，這也是佛教靈修的特點。當我們靜坐不動，思索每一種讓我們感到不安的方式時，便開始窺見每種感覺、情緒和思想所隱含的流動性。即使當我們受苦，終究會開始體驗無論我們對抗的是什麼，都不可能牢固不動。在這個過程中，我們學習有意識且確實的去感受痛苦，以求減輕痛苦，且終於使痛苦消除。

第一真諦指出我們發現自己所處的境況，第二真諦則指出這種處境的

肇因。第二真諦說明了我們受苦，是因爲對生存更深奧的意義一無所知，所以積習難改。佛陀將我們所有的掙扎，歸因於對一切的執著不放。執著或緊抓不放，在不知不覺中根深柢固，通常我們根本就不會意識到。我們否定的本能反應，很容易將這一切苦難的根源遮蔽。此真諦的告誡是，放棄我們的執著，從小處開始，終至根深柢固的習慣。

第三真諦是指我們可以停止執著，因而消滅苦難的可能性。記住，痛是無可避免的，而心態是可以選擇的。這是一個樂觀的看法，讓我們有動機在道上繼續前行。佛陀深信，有抱負的人便有能力找到真正的自由。他以自己爲例，鼓勵我們堅毅地面對所有似乎牢不可破的障礙，激發我們去證得無所拘束的本質，在這條道上取得正果。第三真諦的行動就是實現。

第四真諦給我們工具去體驗真正的幸福或解除痛苦，包含了八正道。這是寶貴的真理，因爲我們真正繼承的並非來自出身或地位，而在於我們對自己的本性能有所瞭解。這些真諦融入我們深奧的生存中，使我們的人格得到提升，尊貴而莊嚴。此階段的行動是持續的修養鍛鍊。

三方位基點

八正道的八個分支，包含了直接影響我們生存與行爲的教誨和修習，包括正見（正見解）、正思維（正思想）、正語（正語言）、正命（正行爲）、正業（正職業）、正精進（正方便）、正念（正意念）、正定（正禪定）。這八個層面都是必要的，但其中三個特別重要，因爲沒有這三個正道，其他的原則便無法根植於我們心中。這三個原則是正見、正精進和正念，合稱爲三方位基點。有關八正道，有許多豐富的資訊可以參考，我在本書最後附上一些選讀的書目。現在我單就正見、正精進和正念加以討論。

正見

八正道的第一個原則，指出了我們的世界觀最首要的重點。爲了使我們得到有智慧的人生觀，佛陀列出了兩個必要的層面；

- 瞭解因果
- 深刻理解四聖諦

第一點教誨，思索行動與反應、因和果的關係。每一種狀況都是由許多因素集結而產生的；換言之，是各種相互依存的層面匯集後造成的結果。例如，一棵大樹是由許多必要因素集結而得到的後果。一粒種子經過風吹，最後落在土壤中，受到陽光和雨水的滋潤，造就它以某種特定的模

式成長。同樣的，苦可以被視爲由許多原因所造成的結果。學習檢視苦的根源或肇因並加以消除，就是佛道的精義。

　　想要洞悉苦，查詢是最基本的方法之一。我們要培養一種開鑿者的好奇心，探究使我們必得受苦的狀況。雖然我們所面對的困難或許不是故意造成的，但重要的是，我們對發生在自己身上的事情所抱持的態度，而這也是最終決定我們是否會受苦的因素。例如，如果我們知道每次有人建議我們改變某種行爲時，我們的反應總是自衛且僵硬的話，就可以透過覺知的練習去探究、放開和看穿自己的防衛（造成我們緊張的原因）。現在我們可以選擇自己要如何反應，而不是屈服於衝動且不可避免的自動反應。一開始，我們可能還是會感到內心一陣緊縮，但我們不再受到這種內在感覺的驅使而盲目行動。我們現在有意念的工具可以在內心直接感受外在所發生的事物。因爲我們是在探究自己的經驗，而不是完全加以認同，以致不再執著於絕對不敗的迷障之中，因此必然會在之前令我們受苦的同樣狀況中，創造出不同的後果。

　　正見的第二個層面是思考分析四聖諦。佛陀說，苦是一種全面滲透的不滿，一種病態，必須瞭解四聖諦才能療治。一般認爲，我們可以以一種醫學的觀點來看四聖諦。佛陀就像醫生，確認我們生病受苦，這是第一聖諦。在第二聖諦中，佛陀診斷此病的病因是我們的執著不放。在第三聖諦中，佛陀認定我們有完全復原的能力，能夠以智慧和慈悲化解痛苦。在最後的聖諦中，佛陀開出可以治癒我們的良藥，那就是八正道。我們就像任何病人一樣，就算碰到一個好醫生，但如果不好好吃醫生所開的藥，病就不會好。想要得到正見，我們就必須修習八正道，如此才能充分理解苦，將它根除，由此體現並開展解脫痛苦的正道。

正精進

　　正精進是第二個方位基點。此教誨提醒我，當我們探索自我時，有一個可以隨時供應能量的倉庫，以及學會如何正確地加以利用，對我們來說有多麼重要。佛陀提醒我們，必須勤勉並努力不懈，才能克服反應與疏離的習慣模式。他告誡我們，務必努力放棄不健康的心態，稱爲「五障」（five hindrances）。五障是強迫性的想法和感覺，無可避免地會帶給我們壓迫。這五種普世存在的苦難，時常僞裝成對困境的適當反應，長期折磨我們每一個人。有時這些苦難顯明易見，但有時卻徘徊在知覺的陰影中，披著自以爲是的外袍，隱晦不明。當我們不心存抗拒去接觸這些模式時，它們便不再難以克服，且通常會讓我們更深刻的發覺自我。五障包含貪欲、瞋恚、昏沉、掉舉和懷疑。

　　貪欲的主要內容是追求感官的滿足。當我們受到愉快的回憶、幻想或經驗所誘惑，而一心一意緊抓不放或想創造更多時，就是貪欲。這種態度

有種催眠和迷醉的效果，可以輕易隱藏在智識和知覺之下，帶引我們沉淪。

瞋恚是當我們抗拒、怨憤、畏縮、攻擊、困惱或不耐煩時；換句話說，就是當我們因為無法容忍不愉快的感覺，而抗拒自己或經驗的任何層面。這個障礙阻斷了我們更進一步探究自己的能力，因為就心理上而言，我們不可能確實檢視自己所抗拒的任何事物。前面兩種心態（貪欲與瞋恚），使我們的生存充滿掙扎，也是我們受苦的主要表現。

掉舉和昏沉，類似貪欲和瞋恚，是一體的兩面，根源自隱藏的不滿，以習慣性的對抗顯現出來。就像拿著電視遙控器不斷轉台一樣，當我們對節目內容既不感興趣也未受到刺激時，我們的思想可能在兩種不滿足的極端之間擺盪：從一個細節跳到另一個細節，或焦慮地尋找可以讓我們抓住的事物，或只是沉落到一種昏睡、模糊的疏離與心不在焉中，無論如何都不可能得到真正的滿足。昏沉和掉舉通常只是表面的癥狀，根源是為時已久的不滿和失望，發展出枯燥乏味、心靈怠惰等拙劣的行為。（記住，這與身體的真正疲憊並不相同，在我們真正得到充分休息後，卻發現自己仍意識低落時，才能清楚診斷出來。）

懷疑自成一類，因為起因是埋藏在自我形象中的各種行為模式。這可說是最嚴重的障礙，因為我們會被困陷在不斷安慰自己的自我防衛中。所謂的懷疑，與探詢或不知道大不相同。懷疑阻斷了任何的可能性，不經認真探查便妄下結論。我們在不知不覺中不斷逃避內心深處的恐懼，使我們無法找到為了掙脫束縛而必要的幫助，這便是形成這層障礙的起因。

當我們藉由禪修而熟知自己的內心世界時，就可以清楚看出這五種苦難和它們的許多面貌。有了這樣的認識，我們便可以開始體認這些模式是普世存在的心靈魔障，而且並不單獨存在。透過揭露這些執著的過程，投以不加評斷且非反應性的關注，我們會及早看出其狡猾的特性，並學習不去相信它們的惡意挑逗。重要的是，我們一定要有意願去接受並探索我們在內心找到的所有痛苦。這將使得每種情緒都更易於掌握，且不再具有威脅性，因為這些情緒不再被我們的慈悲和覺知的關注摒除在外。受苦的狀態被關懷滲透，使其轉變為較柔和、脆弱的本質。我們所面對的每種苦難都變成一扇神聖的門扉，通往更深刻的情緒智慧和更高的能力。

雖然面對和解除障礙是此修行最具挑戰性的層面（也是新手棄船的原因），這也是正念訓練中最深奧的解放層面。這些障礙並不會因為修行而消失：我們只是停止對抗或予以忽視。由於我們已經不再受它們控制，以致它們會慢慢失去力道而終至滅絕，這稱為暫時的解放。我們並未神奇地解除了所有未來的反應，但當我們改變習慣時，每樣東西便會開始有不同的滋味。就像氣息一樣，它們出現，我們給予不加評斷的關注，最後它們終會散去，而且漸漸失去隨意製造災難的能力。

想要認知障礙的存在，有一個簡單的方法，就是當它出現時，就指出它是哪一種障礙。當我們坐著注意呼吸時，可能會發現自己飄到一種愉快的幻想中；為了脫離這種分心的狀態，我們默默地察覺這是貪欲，然後就回到呼吸中。我第一次和葛因卡（S. N. Goenka）閉關十天進行內觀禪修時，發現自己每天為了領受最簡單的禪修指導而痛苦掙扎。我看著自己痛苦的掉舉之心不時地彈跳出來，同時身體亦感受到萬般折磨的疼痛。

　　每天天還未亮時，我便喚醒內在的勇士，幫助我忍受又一天奮力抑制任何刺激的痛苦，下定決心完成修習，不因內心感受的苦楚而崩潰。每一天結束時，我都接近崩潰的邊緣，必須用盡所有的意志力才能做到不承認失敗而立刻逃脫。到了第四天左右，我開始有足夠的耐力，可以聽進一些為了長時間禪修而提供支持的指示。葛因卡濃濃的印度口音開始使我感到撫慰，他的聲音會穿透禪修者變換姿勢、咳嗽、嘆氣等不安的靜默，邀我們「看著我們的絕望」。當我聽到他指出似乎是我所獨有的悲慘經驗時，我感到如釋重負，而我的自憐也似乎削減了。

　　到了第六天，我知道自己可以撐完十天了，因為我驚喜地發現自己已經進入真正的安寧與觀照的殿堂。直到那天下午，我的心靈才得到足夠的清晰，可以聽到葛因卡一開始就指出的導引。他並不是要我們注意自己的「絕望」（編註：原文中「絕望」是 desperation，而作者將葛因卡說的 respiration「呼吸」聽錯成 desperation）；他只是要我們注意「呼吸」。當我意識到我之前一直將心裡的情緒投射出來時，便忍不住笑出聲來。

　　我離開那裡時，已經得到靈感和啟發，明白禪修可以將心中所有的裂縫切開，揭露儲存在心中的許多幻象，幫助我看清真相。我決定，這是值得畢生努力追尋的志業；我也決定如果有一天我要教別人禪修，我會記得認知絕望的境遇，幫助別人敞開心胸面對他們所有的情緒，將這些情緒視為通往脆弱力量的門扉。

正念

　　第三個方位基點是正念。佛陀在解說正念的重要性時，強調鉅細靡遺檢視身心的必要性。這個練習使我們直接面對痛苦的根源（我們的反應模式），且最終會使我們洞悉深奧的智慧本質。當我們開始更瞭解自己時，就會放開習慣性的強迫反應。

　　這種對生存本質的精細探索，可以訓練我們分辨覺知與覺知對象之間的差別。我們學會辨認恆常改變之物（例如氣息）與恆常存在之物（例如知道氣息的知覺）是不同的。這種辨識會減輕我們想要抓住根本抓不住的事物（恆常流動的特質）之傾向。

　　佛陀指出，所有事物的存在，從山中的湖泊到哭泣的嬰兒，都仰賴各種肇因，所以是有條件的存在。他教導，所有有條件存在的事物，都由三

種值得我們思考和探尋的特徵所組成。忽視這三種眞相，就會造成執著不放，也是造成痛苦的根源。這三種特徵是輪迴、苦和無我。

所有生存形式的普遍定義，就是生與死的過程。一切存在的事物，在某一點都是不存在的；某些條件接合，就會使其出現；在其生命週期中會經歷各種改變；最後，隨著特質的轉變和失去穩定性，終會惡化、毀損、消失。這種有機體恆常變形的循環，是無常的意義。探索我們生存所有層面的無常，是佛教禪修的基本要義。正念可以說是一種對變化的覺知。瞭解每一個似乎普通的時刻都具有珍貴的無常性，會使我們體會到生命的迫切和親密性。

第二個特點是無常原本變化的本質。由於改變是恆常的，我們不能仰賴任何事物維持不變。不知道這個事實，會使我們理所當然地將本質上朝生暮死的事物視爲永恆。我們很自然的會抓住所珍惜的任何事物，而當我們失去這些依戀的事物時，便會覺得受到背叛。我們在下意識中執著不放的，無論是什麼，都會使我們在失去時感到痛苦。對抗這種似乎殘酷卻無可避免的改變，就會造成苦，或「dukkha」，可以譯爲「苦楚」或「痛苦」。人和物終會令我們不滿，並非因爲其無常的本質，而是因爲我們緊抓住它們恆常不變的想法。

第三個特徵指出所有事物都是相互依存的。佛陀建議我們思考分析宇宙間存在的事物，沒有一樣是獨立的實體。他描述現實是一種相互依賴之事物的合流，沒有恆常。這種缺乏獨立的自我本質，稱爲無我，或「anatta」。我們想到一棵樹時，會將它想成是一個單獨的實體；但當我們移除木頭、土壤、陽光和空氣後，就沒有樹了，所以並沒有永恆、獨立的一棵樹。同樣的，我們意識中的「我」似乎是獨立的，然而就像一棵樹是相互依存於許多部分，我們也是各種材料的聚合，造就出一個暫時性的、自我組織的中心，與變化的特徵不可分離。探究自我固定不變的假設，是佛教禪修訓練的主要動機。意念會帶引我們發現廣大覺知的自然領域，清新地取代緊抓恆常自我的需求。

四念處觀法

正念的練習包含四個相關的經驗領域，稱爲四念處觀法。這四個內省的層面包括身、受、心和法。

正念的第一個基礎

學習無所偏差地檢視經驗中每一個愉快和不愉快的層面，可以先從洞悉每樣看似獨立的事物其實缺乏固定不變的本質開始。我們開始親身體會，當我們仔細看自己所經驗的任一個因素時，這個因素會分散成許多種

獨特的面貌，而每一個又可成為我們所關注的新對象。例如，我們的背痛會變成放射狀的波浪，隨著每一次呼吸起伏，每一個波動都有不同的深度、長度和位置，每一個位置的振動都不一樣，一下子感覺是空洞的，一下子又變成非常強烈的放射線。這是意念的第一個基礎——身的意念。當我們對身體有正念感知時，我們不去阻止或忽視疼痛（或享樂）；反之，我們必須直接且全然地體驗呈現於眼前的感官世界。我們嘗試放鬆，參與並觀察所有的感官經驗，無論那是甜蜜愉悅的，或是惡毒慘痛的，或只是中性平凡的。

正念的第二個基礎

一旦我們有能力追蹤所有感官、身體經驗並移動注意力時，就可以將訓練轉向情緒和心靈的範圍。現在我們感興趣的不只是背痛而已，也在於我們如何詮釋和反應背痛。我們將對抽痛的關注，轉移到感知情緒的不適和不安。這些感覺會有五味雜陳的變化，從無可避免的失望到完全的輕蔑。正如我們讓生理的感受有存在和移動的空間，不加以干預一樣，現在我們也讓情緒有呼吸的空間。這是正念的第二個基礎，也就是受。我們可能辨認出完全的焦慮或輕鬆自在的感覺；無論是前者或後者，我們都必須給予完全且沒有偏見的關注，抑制我們對這些情緒習慣性的反應。

當我們觀察自己的感受時，我們探究這些感覺是在身體的什麼部位，因此不斷回到正念的第一個基礎，也就是身的正念。我們逐一審視身體的感受，追蹤這些感受和我們之間的交互關係。痛就是痛，樂就是樂，這些是腦部對現實的直接感知。我們如何感受和面對這些感受，則是情緒與心靈有機體更加微妙與複雜的運作。

為了避免受到感覺的束縛，或過度認同我們的感受，我們必須先發展出一種穩定的專注。所以我們的訓練從一種簡單的精神支柱開始，如呼吸。我們很少會認為自己是一個呼吸特別的人，這使我們能夠以全然中立的態度面對呼吸。以發展對呼吸的覺知去抑制我們習慣的反應，在我們進展到情緒和思想模式的意念時，更是息息相關。當我們發現自己迷失在難過的心態迷宮中，需要有明燈將我們引回時，氣息變成我們的最佳盟友。無論我們感到乏味、消沉或激動，當我們透過身體去追蹤這些情緒的各種面貌時，將時時體會身體內的氣息，不斷加強維持注意力的能力。

正念的第三個基礎

放鬆的專注教導我們如何不加譴責或迴避地面對自己，同時也讓我們持續直接體驗，破除將經驗概念化而使自己與人生當下疏離的習慣。久而久之，我們會發展出觀察心靈狀態如呼吸般起伏的能力，而不會強迫性地相信或甚至完成任何情節。這就是心的正念。不管我們的想法是深奧、原

始或低俗，我們都可以學習任其在意識中漂浮，彷彿我們只是在水面書寫一樣。

慈心與悲心

當我們的心靈更為警覺時，就更有動機去促進正面積極的心態，同時去除負面消極的心態。我們讓自己擁有且快速滋長的健全想法，包含愛慈（或慈心）和悲憫（或悲心）。在這個訓練中，我們開始透過思想去訓練我們的心。

在慈心與悲心的練習中，有不少相關的文句，我選擇了一些可以廣泛引用的。傳統上，剛開始時，你要練習先對自己說這些慈悲的宣言。當你的勇氣和自信心增長後，就可以練習開始對其他人說出這些令人振作的宣告：先對你所愛的一些人，接著是你的良師或恩人，一個素不相識的人，最後是你的敵人。這個練習的成果是發展出一種為所有人著想的慷慨渴望。

如果一段文字精確地捕捉到必要的情感，你可以只用這段文字，或者也可以輪流用兩段文字。你可以選擇用慈心的句子開始正念的練習，也可以選擇用悲心的。可以在修習之間念出來（我常在長時間的瑜伽修習中念出），也可以在每次正式的修習之後念出一段做為結束。也許你喜歡在開始修習之前，先對自己念這些正面的文字，然後在做完之後對別人念出。你甚至可以在整段禪修期間默念慈心的字句，或在閉關的整個期間內強調這些主題。

這些看似簡單的句子，是腦部重要的滋養，造就神經系統的新通道且使其平穩，同時解除絕望性的自卑和習慣性的自滿。無論你是在某種儀式中使用這些字句，還是在一整天中想到就說，只要持續以這些詞句浸潤你的心靈，就會美化你的日常態度，也會造就通向心靈的珍貴通道。

慈心的經典詞句為：

> 願我（你）擺脫恐懼和傷害。
> 願我（你）以我是誰為滿足。
> 願我（你）平靜接受未來。

悲心的經典詞句為：

> 當我經歷寂寞（或任何難過的情緒）時，我知道其他人也有同樣的感覺。願我樂於敞開心胸面對寂寞。
> 當你經歷寂寞（選擇一個你知道正在經歷掙扎的人來練習）時，我知道我也有過同樣的感覺。願我們兩人都樂於敞開心胸面

對寂寞。

　　當我感覺與人親近（或任何其他好的情緒）時，我知道別人也渴望相同的感覺。願我們都樂於全心感受與人親近。

　　我們在正念訓練中學習加以改變的隱伏心態，是貪、瞋、癡，佛陀稱之為「三毒」，因為它們污染了我們的內心，狡猾地屏擋我們仁愛的天性。這些習慣性的態度，將我們最好的意圖加以隔離，透過我們太熟悉的否定衝動和沉迷表現出來。學習在這些想法出現時專注地傾聽，不要認同毀滅性的思想內容，不隨著全身不斷改變的感受而起伏，學習駕馭變化的情緒，用心地開創新的可能性，你便走上了一條使我們自痛苦中解脫的康復之道了。

正念的第四個基礎

　　當我們的關注開始追蹤內心更多微妙的層面時，便可以訓練我們分析研究吸引我們注意的各種對象，這就是正念的第四個基礎。對於內省的各種主題，有許多教誨，例如四聖諦（參見175頁）、五障（參見177頁），和六種感官之門（即視覺、聽覺、味覺、嗅覺、觸覺和思想）。由於第四種基礎是多層面的，通常我會單獨列出其中一個，即對環境的正念。前三個基礎都與我們的內在世界相關（我們的感受、情緒和想法），但第四種卻讓我們將注意力擴張，涵蓋景象、聲音、氣味和氣溫等等，這必然會使我們回頭追蹤與此外在刺激相關的感受、情緒和思想。透過此訓練，我們不再將自己隔離在刻意保持安寧的墓穴中；相反的，我們讓生命充滿在自己四周，注視我們對恆常改變之面貌的反應，同時不再像平常那樣習慣性的反應。無論是急切或和諧的聲音，我們都會加以關注，並有興趣地探知何時吵嘈的噪音會讓我們開始嫌惡，而何時開始我們又會渴望甜美的聲音。這種正念的層面，使我們看清厭惡或執著的並非事物本身，而是在我們心中。

　　當我們學習放鬆地接受經驗的內容時，便可以開始將注意力放在覺知本身，探討心的本質。西藏有一個著名的故事，是關於一個年輕人在接受了許多年的正念訓練後，去請求老師給他更多指導。老師建議他不要再去追蹤各種感受、情緒和想法了，而是在禪修的每一刻去找尋他的心。這個年輕人對於得到進一步的指示覺得很高興，便跑回禪修的山洞中進一步修行。才過了幾個月，年輕人又垂頭喪氣的回到老師面前。

　　「當你要我追隨自己的氣息時，我發現當最初的散渙消失後，我便可以愈來愈自在地追蹤呼吸週期。後來你又進一步指示，要我學習觀察各種感受、反應和想法，我又一次得以從內心不斷發生的事情中解脫，不去攀著，就只安住在純然的覺知中。可是現在我覺得完全失敗了，似乎所有的

訓練都沒用了。每當我想要找我的心，它就會逃離我。無論我往哪裡看，就是無法找到！」他氣餒的哭泣，乞求老師原諒他不是個具格的法器，然後起身要離開。老師在門口拉住他。年輕人低頭，靜待老師的責罵。沒想到他的老師面帶笑容，慢慢靠近他，望進他的眼睛說：「做得好。繼續這樣練習一輩子吧！」

當我們耐心地一次又一次問自己最基本的認同問題時，便已經放開對我們的身體、情緒和心態一貫的認同，敞開心胸去感受比任何暫時性的、不斷改變的表達方式都更重要的東西。我們並不真的擁有一個固定的、恆常不變的自我，這種洞悉剛開始令人感到很困惑（雖說這並不會抵銷我們稱之為「我」的獨力作用的自我）。然而，只要我們持續練習，並得到一個合格老師適當的支持，這個發現將會慢慢為我們指出一條路，使我們不再死板僵硬，超越被限制住的自我定義。

20. 正念禪修

要開始正念的訓練，必須先知道三種特定的行為。第一種稱為達到和集中（調身），第二種是入靜與指認情緒（調息），第三種是接受和放手（調心）。

達到和集中

要達到坐姿正念的練習，必須先掌握身體的知覺。先選擇一種舒適可行的坐姿，靜坐至少十分鐘。有一種坐姿稱為緬甸式（Burmese Pose）：雙腳相疊，放在骨盆正前方，膝蓋張開，壓向地板（圖20.1）。你可以在兩邊或單邊的膝蓋下放一個墊子或一條摺疊的毯子，好讓鼠蹊部的肌肉放鬆，膝蓋也會比較穩（圖20.2）。如果你有背痛的毛病，可以靠牆而

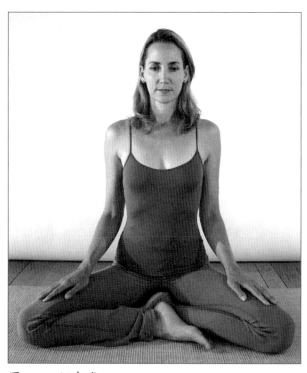

圖20.1　緬甸式

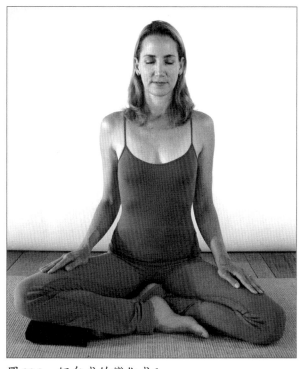

圖20.2　緬甸式的變化式1

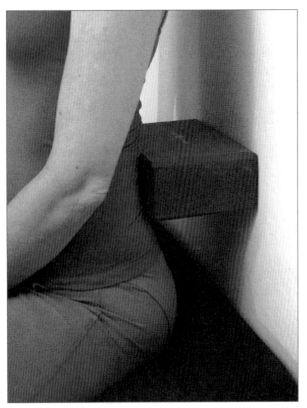

圖 20.3　緬甸式的變化式 2

坐，也可以在腰椎和牆壁之間放一個積木（圖20.3）。（如果你長期臥床，你可以躺著，但眼睛要睜開，以免睡著。）坐著時，可在坐骨下放一個墊子或枕頭，使骨盆保持微微前傾，這樣可以防止將重量往後壓到屁股上，壓迫坐骨切跡，造成坐骨神經痛。

此坐姿的另一個變化式是散盤式（Easy Pose [Sukhasana]），將兩腳分別放在另一腳的膝蓋下面（圖20.4）。你也可以將一腳滑到另一腳的腳踝下面（圖20.5），做達人坐（或叫至善坐，Siddhasana）。

如果你的臀部外側或坐骨神經緊繃，可以選擇雷電坐（Thunderbolt Pose [Vajrasana]），避免盤腿。在此坐姿中，你的雙腳向後指，屁股下面墊一個墊子（圖20.6），這會使你的骨盆向前而非向後傾，有助於腰椎維持自然的弧度（注意坐此式時不能以積木靠牆支撐）。

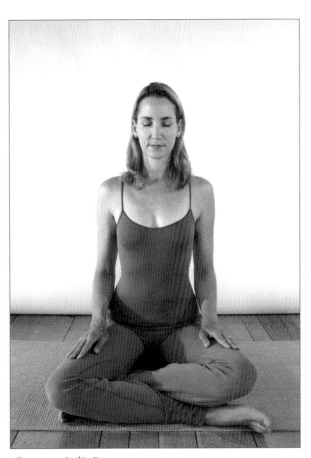

圖 20.4　散盤式

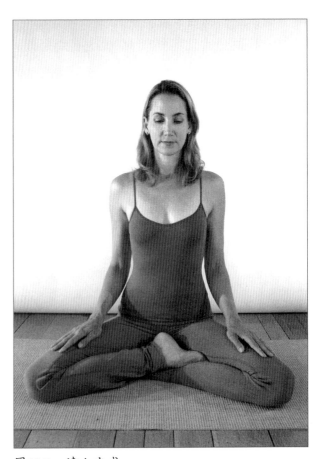

圖 20.5　達人坐式

如果你的臀部外側有向外擴的彈性，可以將一腳放到另一腳的大腿上，形成半蓮花式（Ardha Padmasana）。下面那一腳的腳掌向上，輕輕抵著另一腳的大腿內側，腳跟靠近會陰部（圖20.7）。如果你的骨盆可以張得很開，可以將兩腳都放在另一腳的大腿上（圖20.8），稱為蓮花式（Padmasana）。

在這個練習中，選好坐姿後坐好，脊椎挺直，保持背部的自然曲線。雙手在身前交疊，兩手拇指微微相觸，左手手指放在右手指關節之間。交疊的雙手可以放在大腿上，或大腿上面一點的地方。另一個選擇是雙手掌心朝上放在大腿上，不要太靠近膝蓋（這會使你位置不正，在你前傾身時使膝蓋和背部受到太大壓力），也不要太接近臀部（這可能使你無意間將肩膀朝雙耳聳高）。雙手放好後，你會覺得手肘是放鬆的，肩膀也輕鬆地放下。上半身穩

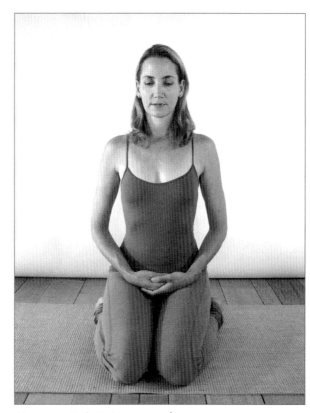

圖20.6　雷電坐式

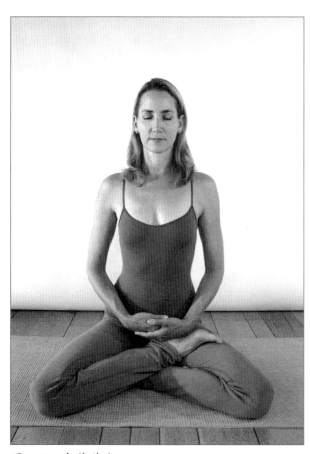

圖20.7　半蓮花式

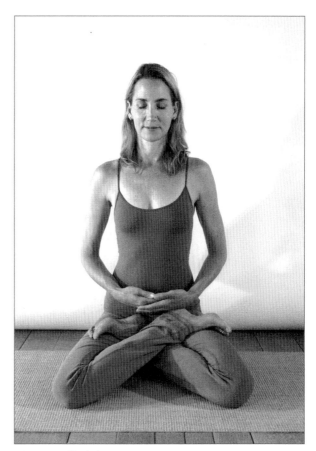

圖20.8　蓮花式

居於臀部正上方，頭頂朝天。讓臉部肌肉完全放鬆，下巴也放鬆，舌頭也放鬆，不要抵著上顎，也不要往下壓。眼睛朝下看或幾乎閉上，只留下可以窺視的一小條細縫。你已經到達了！

現在你已經調整好姿勢，可以集中了。保持靜坐（除非這樣可能會傷到你的關節），即使有微風透過敞開的窗子吹進來，或你聽到房間外面的說話聲或吵鬧聲，也都要靜坐不動。由於這個練習是要讓你不要有所偏失地敞開心胸面對各種狀況，因此你不必特別維持任何條件。

集中可以幫助我們記住這個訓練的價值。每一次在我們開始練習之前，先念誦幾段文字，提醒自己這個訓練的重要性，所以碰到任何困難或疑惑時都必不可放棄。有幾句話與我們練習的決心相關，可以幫助我們克服矛盾的態度。

每次開始時，我都會對自己說三句話：

> 我發誓要利益所有的眾生。
> 我珍惜這個誓言的無限價值。
> 我覺得此刻去實踐是可能的，無論是在什麼條件或狀況下。

我發現，當我發誓要開放知覺，在心裡再次承諾要往內心關注時，我會記住這個練習不只對自己有益，也對將碰見的其他所有眾生都有利益。記住有覺知的生活具有無限的價值，可以使我放鬆，專注於選擇要做的所有事物上，因為我的態度會直接影響所做的一切。記住開放覺知可以減輕我也許會有的漠不關心，並提醒我這並不是為了在抽象未來中的某個遙遠目標，而是為了要在此時此刻對我個人的實質經驗有所覺知，無論是什麼經驗。

日復一日，我發現最後一句話──無論是在什麼條件或狀況下，是這個誓言中最重要的。這句話化解了所有的藉口、抱怨和不專心。我可能在個人的生活中面對困難或難以理解的狀況，但我願意將它們包容在我的路徑上。我牢記這個誓言，在一生的種種變化中，將覺知視為我可以感到安全舒適的庇護。

入靜與指認情緒

在到達和集中之後，你可以進入這個練習最重要的部分──入靜與指認情緒。現在你應該調息，然後開放更廣闊的覺知，一種包含感受、情緒和心態的覺知。集中於一點的注意力，在許多種禪修中都是一種基礎練習，尤其是在佛教的正念中。佛教稱之為「奢磨他」，意為「息心靜慮」或「心靜安在」。這種集中於一點的專注，目的是為了安定，進而產生集

中的心態，同時放鬆並保持警醒。當你很容易分心時，很難持續探索時時刻刻所發生的經驗，這個將注意力放在一點，且除了純粹的觀察之外，並不尋求任何結果的簡單練習，便被視爲正念練習的重要基礎。

爲了發展這種集中於一點的平穩注意力，最常用的方法是覺知氣息。將注意力放在氣息的進與出，稱爲「入出息」。這個方法不會使你像練習呼吸控制法時那樣強調呼吸，也不會讓你完全忘了呼吸。你只是將意念放在每個呼吸週期的自然動作上，並解除對你的經驗分類、強調或評論的習慣。你可以檢視氣息透過鼻孔進出、通過你的全身、或使你的腹部起伏的每個動作。無論你選擇在何處觀察氣息，這個練習會發展一種中立的注意力，使你可以看清在生活中的一般時刻裡，很容易出現的牽涉和干預的習慣。

察覺出你的分心並使之鬆脫，才可以增強注意力。有時候你可能會連續注意呼吸五、六次，然後突然分心了——回想過去的經驗、幻想未來，或不由自主地評論現在。有時候你對自己的身體或心思可能毫無覺知，只是茫茫然然，心不在焉。

我聽過一個故事。有一個人習慣坐下來，抱定決心要注意他的氣息和禪修，但總是無可避免地發現自己站在打開的冰箱前。這種心不在焉正是正念的相反。我們常常受到衝動的驅使，被習慣支配，對全身的組織被引離無意識的意念模式毫無知覺。入定的練習使我們能夠以清楚的覺知來觀察這些強烈的行爲模式。只要多加練習，就會縮短這些茫然分心的時間，甚至失去它們的誘惑力。

當你坐下來，嘗試追蹤你的吸氣和呼氣時，可能會發現散漫的意念不時侵入，因此你必須運用思想來訓練你的意念。你可以用四種入息訓練中的任何一種。第一種是數數目。當你吸氣時，數一，然後傾聽呼氣；當你再次吸氣時，數二，以此類推；等你數到十時，休息，傾聽並感受你的呼吸。如果你數到十，卻仍無法專注於呼吸，吸氣，數九，靜靜地呼氣，吸氣並數八，以此類推，一直數到一爲止。必要的話，可以繼續這樣數，往上數到八，再往下數到一，往上數到七，再往下數，以此類推。最後（如果不在此次練習，就在未來的練習中），你的意念終會停止散渙，變得沉穩，這即是因果的本質。

另一種有效的專注法是吸氣，對自己說：「我藉著吸氣專注於此刻。」呼氣時說：「我藉著呼氣放開抗拒。」然後停歇在迴響著這些勸說的靜默中。當你再次分心時，重複在呼吸時說這兩句話，必要的話可以持續重複。

第三種隨著呼吸放鬆的方法，是引發對自己和別人的慈悲心。你可以呼吸時在心裡說：「我藉著吸氣得到平靜，藉著呼氣使所有人都得到平靜。」然後停歇在傾聽內在的靜默中。而當你注意到自己又一次自呼吸的

覺知中分心時，便重複再說一次。

第四個方法是非概念。專注於每個呼吸週期的獨特性，追蹤吸氣的開始、過程和結束，接著再注意呼氣的開始、過程和結束。無論你的氣息是長或短、深或淺，都要專注傾聽，彷彿每次呼吸都是唯一的一次。以這種方式檢視呼吸，你會觀察到隨著呼吸的過程所自然產生的愉快、沒有感覺、不愉快的週期。當你開始吸氣，會因吸進新的氧氣而感到舒服。當你繼續吸氣，你開始認為可以將氣吸飽是一件理所當然的事，因此沒有什麼特別的感覺。等吸氣結束，你已經吸飽氣時，你會注意到你閉氣愈久，就愈覺得不舒服。但只要一開始呼氣，你又一次感到舒服了，這樣的週期會不斷重複。當你觀察呼吸的自然起伏時，對於愉快、沒感覺、不愉快的自然變動就會有一種洞悉，而那也是所有經驗的本質。過了一段時間，這種理解會使你減少嘗試僅只引發愉快的感覺，或只要有任何不愉快便感到挫敗。

這四種專注於氣息的方法，可以由不同的人視其特質而任意選用，也可以同一個人視不同時間的需要而選擇。即使當你選擇一種感到舒適的方法，分心還是無可避免，但你無須擔心。那是未受過訓練的心自然的傾向，可以抱持寬容，而不必怨懟。

一旦你已到達並集中於呼吸（以及後來可以進一步集中於感受、情緒、心態和環境的刺激），便可藉由入靜和指認情緒進入這個練習的中心。你的注意力幾乎立刻就想分散。沒有必要沮喪，因為這是必然的。你可以看到你的注意力會不由自主地由這個事物跳到另一個事物。不必自責，藉由呼吸覺知的練習延伸正念訓練，開始允許並體認任何「分心」的存在。

一天早上我坐著眺望窗外時，聽見十四歲大的女兒走進房間。我邀她坐到我的膝上，像她小時候那樣，當我在做正念練習時，她會靜靜坐著吸吮大拇指。她以溫暖的身軀坐到我的膝上，說：「可是我不會冥想。」我告訴她，她並不需要有人教才會；那是世上最自然的事，而且她常常都在做。聽我說完後，她的身體似乎完全融入我的，我們的呼吸節奏也完全一致，同時她像我一樣眺望著窗外。不久，我們兩人都注意到一隻寶藍色的蜂鳥在吸吮一朵很美麗的鮮紅色花朵，我女兒以手指指著，沒有出聲。我大聲說出這件事：「看！」又過了靜默的幾分鐘後，她移動了一下位置。我說：「不舒服。」接著她的肚子咕咕叫，我低聲說：「肚子餓。」她也低聲回我：「我要你做早餐給我吃。」我說：「渴望。」她笑出聲來，跳起身，想將我從地板上拉起來，我便大叫：「抗拒！抗拒！」我們剛才輕鬆地在正念中坐了至少十分鐘，將客廳當成穩固的專注中心，體驗自然現象的改變。這就是正念練習。

在做這樣的練習時，你可以坐著，專心觀察呼吸，任由生命自然的開

展；你只要追蹤各種改變，並針對這些改變的特質加以指認，而每次一有變化，就再回到對呼吸的專注。等你慢慢熟練，就可以將專注力從呼吸轉移到身體的感受，同時觀察所有其他事物的變化，並一再回頭感受身體的感覺。你也可以用同樣的方法專注於情緒、心態、甚至於四周的聲音。將這些不同的特徵都包含進來，就是四念處觀法的訓練。

無論你專注於感官或心態的變化，都可以藉由指認出你現在的狀態，而自浮動的心覺醒過來。用最簡單的描述幫助你去留意注意力的轉移。雖然最常讓你分心的是五障，但你可以針對每種經驗範圍的特點去命名。最常見的感受包括震顫、緊束、癢、冒汗和發抖；常見的情緒包括不安、失望、喜悅和怨恨；心態的描述則包括等待、評斷、計畫和不情願。你一注意到變化，對自己低聲說出這些指認時，便要立刻回到禪修專注的對象。

接受和放手

有兩種態度可以幫助你維持正在開展的警覺：接受和放手。當你練習正念時，暫時放下對事情評判或篩選的傾向。也就是說，想要專注，就必須接受你的意念所發現的一切。接受任何發生的經驗，並讓每一種特質都在你的專注範圍內進出。當你引發一種接受的氣氛時，也同時放開了與實際情況相對的、你認為會發生的習慣性假設。例如，你並不是嘗試要放開臀部的疼痛；相反的，你放開的是認為你的臀部應該有不同感覺的想法，同時也放開了對疼痛的抗拒。你可以想像自己就像森林中的一棵樹，不會對抗陽光的炙熱或滂沱的大雨，也不會推拒鳥巢或刮傷爬行的昆蟲。你鎮靜的容許並聽任一切。

當你能夠穩定追蹤各種現象的起落時，就可以開始內觀禪修了。你開始專注探索所有事物的三個特徵：輪迴、苦、無我。現在，你不僅知道膝蓋震顫或心裡有疑惑，也可以探究這樣的感覺或想法是如何形成的。你探索其似乎穩定不動的本質。透過時時刻刻探查每一個細節，你就會發現，即使是像疼痛這麼劇烈的感覺，也不時都在消長。仔細觀察，你會看見堅固的實體起伏波動，一點也不穩定，這就是對所有事物皆無常（輪迴）的洞悉。當你忽視這個事實，發現你對正在發生的事物有所偏好或抗拒時，你所經歷和探查的是「苦」（不滿），同時也察覺這同樣是虛無的。

當你繼續檢視關注的對象時，你便繼續詢問其獨立、單獨的存在。這樣的探索會使你看出，所有的經驗都是條件形成的。你看出從回憶會浮現一個想法，而回憶又來自於過去的經驗，這個經驗是許多因素匯集在一起而造就的，而這些因素的匯集是因為之前更多事物的集結，以此類推。當你修習到這個階段時，你已看出萬事萬物虛空的本質；所有事物都相互依存，是沒有永恆存在的，也就是「無我」。

當你靜坐觀察呼吸時，你已對經驗的完整紋理開放。你可能注意到背部有一種抽痛的感覺（第一個基礎），一種明顯的不舒適感（第二個基礎），想要觀察其起伏波動的意願（第三個基礎），過了一會兒，你聽到一扇門關上的聲音（第四個基礎），接著又注意到對背部不舒服抽痛的抗拒（苦與迴避）。一個聲音說：「我受不了這一刻。」接著又問：「這誰受得了啊？」（探索「我」的穩定感，無我和第三個基礎）。當你尋找這個幻影時，可能會注意到流動、呼吸的身體，而回到氣息的簡單覺知，準備迎接接下來將發生的任何事物。這種訓練是開放預備的練習，而且每一次練習，每一個時刻，都不一樣。以清楚且感興趣的態度加以關注，你終會明瞭，將任何事物形容為無聊乏味根本是錯的，因為你已經發展出與直接親密感受經驗的可能性，無論是什麼經驗。你不再耽溺於和諧，反之，你開始學習適應，不再對抗，或在任何狀況中崩潰。

雖然你特意排出時間來修習正念的專注，以坐姿或陰瑜伽式進行，然而真正的訓練卻是你離開墊子之後才開始。有一次佛陀被問到修行時最重要的一刻是什麼，他回答：「是你站起來的那一刻！」每當你完成一次正式的修習，你要將這根本的練習融入一天的許多活動中。要做到這一點的最佳方式，是在每次練習結束時，將修習的好處歸因於對別人有益，然後對所有啟發你的人心懷感激，感謝他們使你活在有意識的生存中。我常會想一個與我很親近的人，和一個我知道目前正與某種人生狀態掙扎的人。

你可以想像一個人坐在你前面，你們兩人開始一起和諧的呼吸。吸氣時，體會她的痛苦，念誦：「我感覺到這對你有多難。」呼氣時，說：「願你感覺到我的支持。」經過數次呼吸後，想像有數千個人加入了這個人，他們都受著同樣的苦，而你傳達同樣的願望給他們：「願你們都感覺到我的支持並解除痛苦。」接著，將這種關懷的態度轉向你的老師。對他們傳達願望，希望他們健康、長壽（如果他們還在世的話），以及／或希望他們繼續帶給許多人正面的影響。想像你的老師們圍繞在你四周，坐成一圈支持你，以你為中心，創造出一個私人的壇城。在他們的支持下，結束這次練習，並重新承諾為所有眾生的福祉而打開覺知，正如你剛開始練習時所做的一樣。鞠躬，並重複：「願所有的眾生以他們的方式找到真正的自由。」

無論你是以坐姿或陰瑜伽的修習開始覺知的道路，重點是要學習將正念推展到所有的活動，以及與所有人的關係中，從積極的修習瑜伽體位法到教養小孩，從跑腿做事到與別人產生連結。生命的每一個角落都不應被排除在覺知之道外。也就是說，你的生命並不是道；道是透過生命的體驗！當你不再對抗現實，而是對其本質發展出一種洞悉，你便創造出一種新的存在方式，可以帶引你脫離痛苦，導引你得到真正的幸福。

Namaste（祝禱）。

附錄

系列編排說明

系列編排是一種非常「個人」的藝術，不過我想分享一些我覺得有幫助的指導原則。在多數的日子裡，我會先做九回清除週期，接著進行禪修，然後開始做陰瑜伽（短時間或長時間，看我有多少時間而定），通常交替做腎臟系列（參見48頁）和肝臟系列（參見66頁）。有些日子裡，尤其是我當天要教很多課或要健行的話，我會做完拜日式系列，然後以屍臥式休息。有時候當我知道自己當天不會做很多運動時，就會交替做刺激腎臟和循環陽氣的練習，以及生火的陽瑜伽（參見152頁），然後再放鬆，休息。

如果我覺得煩躁不安，便會修習肝臟系列。當我想要臀部感覺較有彈性以進行禪修，或當我的身體必須消化比平常多的毒素時，也會選擇做這個系列。

當我覺得有些焦慮或困惑、擔心或害怕，我會做腎臟系列。當我覺得體內的水分太少或能量非常低時，也會做這個系列，因為身體持續以腎氣來補充能量的不足。

如果我必須在電腦前坐很久，一定會修習陽瑜伽系列；相反的，在我進城參加很多活動的日子裡，就會多做陰瑜伽以取得平衡。

每當我身體不舒服，或在經期、養病、忍受酷熱的天氣、經歷體內的高溫，或只是感到壓力很大時，則傾向做強調腎臟的陰瑜伽；早上做一回，下午時可以再做一回。

雖然多數的日子裡，我比較會在做陰瑜伽時加入打坐，但有時候也不一定。例如，有時候我會在早上進行打坐並做陽瑜伽，晚上吃晚餐前再加做陰瑜伽。如果當天我已經做過許多練習，那麼我會先打坐，再做陰瑜伽，然後上床睡覺。

當我需要許多精力和集中精神的日子裡，我會先開始禪修，然後再做陰瑜伽，並在當天結束前做陽瑜伽以消除一天的緊張，使自己在晚上恢復活力。當我的生活在活動與修習之間取得平衡，而我並沒有足夠的時間每

天都做陰和陽瑜伽時，我常會交替做，一天進行禪修和做陰瑜伽，第二天再進行禪修和做陽瑜伽。

顯而易見的，我們必須考慮每天生活中的許多因素，以及內心的狀態，才能創造適當的系列組合而取得平衡。

如果想要開始信任自己具有引導修習的能力，不妨在每天開始時先花幾分鐘，憑直覺去決定你要做什麼系列才能激發活力和能量，開放心胸，並使思想保持清晰和寬廣。這有助於你繼續有彈性的練習，並保持興趣和活力。

對於系列的建議

許多系列可以結合陰瑜伽、陽瑜伽、呼吸控制法和正念禪修，創造出不同的身心經驗和效果。例如，我們先進行禪修時，可以因心裡的內在觀察而感受一切事物。當我們以禪修結束時，各種氣息的練習會使我們的身心對這種靜止的練習有充分的準備。

大致說來，所有的系列編排都是為了使我們可以專注於內在，但每一種系列對每個人可能會有不同的效果。下列資訊顯示這些系列可能會有什麼效果，但請務必傾聽你自己的經驗，聽從其導引去結合這些練習。

- 初學者的陽瑜伽系列，屍臥式，禪修（十分鐘）：如果你是瑜伽新手或剛開始做這些練習，這很適合你。
- 陰瑜伽腎臟系列，拜日式及各種變化式，屍臥式，呼吸控制法，冥想（十到二十分鐘）：平衡恐懼和／或缺少靈感，以及能量不足。
- 九回清除週期，禪修（十五分鐘），陰瑜伽肝臟系列，陽瑜伽核心系列，屍臥式：平衡怒氣、怨恨、身體的毒素和遲緩。
- 陰瑜伽肝臟系列，拜日式（不含變化式），屍臥式，和呼吸控制法的禪修（二十分鐘）：平衡挫敗、鬱悶和疲憊。
- 九回清除週期，禪修（二十分鐘），陰瑜伽腎臟系列，起火的陽瑜伽系列，和屍臥式：平衡茫然、散漫、久坐和電腦倦怠。
- 陰瑜伽腎臟系列，屍臥式，和禪修（十分鐘）：平衡生病、虛弱和脆弱的免疫系統。
- 九回清除週期，拜日式加變化式，屍臥式，呼吸控制法，禪修（十五分鐘）：平衡過度的腦部刺激。
- 禪修（十分鐘），陽瑜伽核心系列，屍臥式：平衡過度緊張，激發清新活力。
- 胃與脾臟的陰瑜伽系列，拜日式（不含變化式），屍臥式，呼吸控制法，禪修（二十分鐘）：平衡焦慮、散漫和自我懷疑。

- 禪修（十分鐘），肺部／心臟／大小腸的陰瑜伽系列，屍臥式，呼吸控制法，冥想：平衡悲痛、沮喪、執迷不悟和不舒服的感覺。
- 九回清除週期，禪修（十分鐘），胃／脾臟的陰瑜伽系列，禪修（二十分鐘）：平衡消化不良、痙攣、憂慮和想太多。
- 肝臟的陰瑜伽系列，呼吸控制法，禪修（十五分鐘）：平衡急躁、挫敗和不滿。

建議閱讀書單

以下我列出一些資料來源，以加深讀者對本書主題的瞭解。若想看更詳細的書單，請上我的網站http://sarahpowers.com查看。

有關道家思想與中醫的書籍：

Beinfield, Harriet, and Efrem Korn. *Between Heaven and Earth: A Guide to Chinese Medicine*. New York: Ballantine Books, 1992.

Chia, Mantak, and Maneewan Chia. *Awaken Healing Light of the Tao*. Huntington, N.Y.: Healing Tao Books, 1993.

Grilley, Paul. *Yin Yoga: Outline of a Quiet Practice*. Ashland, Ore.: White Cloud Press, 2002.

Johnson, Larry. *Yoga Alchemy*. Crestone, Colo.: White Elephant Monastery, 2004.

Kaptchuk, Ted. *The Web That Has No Weaver*. New York: Contemporary Books, 2000.

Motoyama, Hiroshi. *Awakening the Chakras and Emancipation*. Tokyo: Human Science Press, 2003.

_____. *Theories of the Chakras: Bridge to Higher Consciousness*. Wheaton, Ill.: Theosophical Publishing House, 1981.

_____. *Toward a Superconciousness: Meditational Theory and Practice*. Translated by Shigenori Nagatomo and Clifford R. Ames. Berkeley, Calif.: Asian Humanities Press, 1990.

有關瑜伽的書籍：

Cope, Stephen. *The Wisdom of Yoga: A Seeker's Guide to Extraordinary Living*. New York: Bantam Dell, 2006.

Desikachar, T. K. V. *The Heart of Yoga: Developing a Personal Practice*. Rochester, Vt.: Inner Traditions International, 1995.

艾揚格（Iyengar, B. K. S）.瑜伽之光（*Light on Yoga*）.臉譜，2011.

Kraftsow, Gary. *Yoga for Wellness*. New York: Penguin Group, 1999.

Kramer, Joel. *The Passionate Mind: A Manual for Living Creatively with One's Self*. Berkeley, Calif.: North Atlantic Books, 1974.

Lasater, Judith. *Living Your Yoga*. Berkeley, Calif.: Rodmell Press, 1999.

Rosen, Richard. *Pranayama: Beyond the Fundamentals*. Boston, Mass.: Shambhala Publications, 2006.

Schiffmann, Erich. *The Spirit and Practice of Moving into Stillness*. New York: Pocket Books, 1996.

Swatmarama, Yogi. *Hatha Yoga Pradapika*. Translated by Swami Muktibodhananda Saraswati. Bihar, India: Bihar School of Yoga, 1985.

有關佛學的書籍：

Batchelor, Stephen. *Buddhism Without Beliefs*. New York: Riverhead Books, 1997.

塔拉・布萊克（Brach, Tara）.全然接受這樣的我（*Radical Acceptance: Embracing Your Life with the Heart of a Buddha*）.橡樹林文化，2018.

德寶法師（Gunaratana, Bhante）.平靜的第一堂課：觀呼吸（*Mindfulness in Plain English*）.橡樹林文化，2012.

傑克・康菲爾德（Kornfield, Jack）.踏上心靈幽徑（*A Path with Heart*）.張老師文化，2008.

McLeod, Ken. *Wake Up to Your Life: Discovering the Buddhist Path to Attention*. New York: HarperCollins, 2001.

Rosenberg, Larry. *Breath by Breath: The Liberating Practice of Insight Meditation*. Boston, Mass.: Shambhala Publications, 1998.

Salzberg, Sharon. *Lovingkindness: The Revolutionary Art of Happiness*. Boston, Mass.: Shambhala Publications, 1995.

喜戒禪師（Silananda, U）.正念的四個練習（*The Four Foundations of Mindfulness*）.橡樹林文化，2017.

Smith, Jean. *The Beginner's Guide to Walking the Buddha's Eightfold Path*. Somerville, Mass.: Wisdom Publications, 2002.

Thakar, Vimala. *Why Meditation*. Delhi, India: Motilal Banarsidass Publishers, 1977.

Welwood, John. *Toward a Psychology of Awakening: Buddhism, Psychotherapy, and the Path of Personal and Spiritual Transformation*. Boston, Mass.: Shambhala Publications, 2000.

橡樹林文化 ❖❖ 眾生系列 ❖❖ 書目

JP0001	大寶法王傳奇	何謹◎著	200元
JP0002X	當和尚遇到鑽石（增訂版）	麥可·羅區格西◎著	360元
JP0003X	尋找上師	陳念萱◎著	200元
JP0004	祈福DIY	蔡春娉◎著	250元
JP0006	遇見巴伽活佛	溫普林◎著	280元
JP0009	當吉他手遇見禪	菲利浦·利夫·須藤◎著	220元
JP0010	當牛仔褲遇見佛陀	蘇密·隆敦◎著	250元
JP0011	心念的賽局	約瑟夫·帕蘭特◎著	250元
JP0012	佛陀的女兒	艾美·史密特◎著	220元
JP0013	師父笑呵呵	麻生佳花◎著	220元
JP0014	菜鳥沙彌變高僧	盛宗永興◎著	220元
JP0015	不要綁架自己	雪倫·薩爾茲堡◎著	240元
JP0016	佛法帶著走	佛朗茲·梅蓋弗◎著	220元
JP0018C	西藏心瑜伽	麥可·羅區格西◎著	250元
JP0019	五智喇嘛彌伴傳奇	亞歷珊卓·大衛一尼爾◎著	280元
JP0020	禪　兩刃相交	林谷芳◎著	260元
JP0021	正念瑜伽	法蘭克·裘德·巴奇歐◎著	399元
JP0022	原諒的禪修	傑克·康菲爾德◎著	250元
JP0023	佛經語言初探	竺家寧◎著	280元
JP0025	佛教一本通	蓋瑞·賈許◎著	499元
JP0026	星際大戰·佛部曲	馬修·波特林◎著	250元
JP0027	全然接受這樣的我	塔拉·布萊克◎著	330元
JP0028	寫給媽媽的佛法書	莎拉·娜塔莉◎著	300元
JP0029	史上最大佛教護法—阿育王傳	德千汪莫◎著	230元
JP0030	我想知道什麼是佛法	圖丹·卻淮◎著	280元
JP0031	優雅的離去	蘇希拉·布萊克曼◎著	240元
JP0032	另一種關係	滿亞法師◎著	250元
JP0033	當禪師變成企業主	馬可·雷瑟◎著	320元
JP0034	智慧81	偉恩·戴爾博士◎著	380元
JP0035	覺悟之眼看起落人生	金菩提禪師◎著	260元
JP0036	貓咪塔羅算自己	陳念萱◎著	520元
JP0037	聲音的治療力量	詹姆斯·唐傑婁◎著	280元
JP0038	手術刀與靈魂	艾倫·翰彌頓◎著	320元
JP0039	作為上師的妻子	黛安娜·J·木克坡◎著	450元
JP0040	狐狸與白兔道晚安之處	庫特·約斯特勒◎著	280元
JP0041	從心靈到細胞的療癒	喬思·慧麗·赫克◎著	260元
JP0042	27%的獲利奇蹟	蓋瑞·賀許伯格◎著	320元
JP0043	你用對專注力了嗎？	萊斯·斐米博士◎著	280元
JP0044	我心是金佛	大行大禪師◎著	280元

JP0045	當和尚遇到鑽石2	麥可・羅區格西◎等著	280元
JP0046	雪域求法記	邢肅芝（洛桑珍珠）◎口述	420元
JP0047	你的心是否也住著一隻黑狗？	馬修・約翰史東◎著	260元
JP0048	西藏禪修書	克莉絲蒂・麥娜麗喇嘛◎著	300元
JP0049	西藏心瑜伽2	克莉絲蒂・麥娜麗喇嘛◎等著	300元
JP0050	創作，是心靈療癒的旅程	茱莉亞・卡麥隆◎著	350元
JP0051	擁抱黑狗	馬修・約翰史東◎著	280元
JP0052	還在找藉口嗎？	偉恩・戴爾博士◎著	320元
JP0053	愛情的吸引力法則	艾莉兒・福特◎著	280元
JP0054	幸福的雪域宅男	原人◎著	350元
JP0055	貓馬麻	阿義◎著	350元
JP0056	看不見的人	中沢新一◎著	300元

橡樹林文化善知識系列書目

JB0001	狂喜之後	傑克・康菲爾德◎著	380元
JB0003	佛性的遊戲	舒亞・達斯喇嘛◎著	300元
JB0004	東方大日	邱陽・創巴仁波切◎著	300元
JB0006	與生命相約	一行禪師◎著	240元
JB0007	森林中的法語	阿姜查◎著	320元
JB0008	重讀釋迦牟尼	陳兵◎著	320元
JB0009	你可以不生氣	一行禪師◎著	230元
JB0011	你可以不怕死	一行禪師◎著	250元
JB0012	平靜的第一堂課——觀呼吸	德寶法師◎著	260元
JB0013	正念的奇蹟	一行禪師◎著	220元
JB0014	觀照的奇蹟	一行禪師◎著	220元
JB0015	阿姜查的禪修世界——戒	阿姜查◎著	220元
JB0016	阿姜查的禪修世界——定	阿姜查◎著	250元
JB0017	阿姜查的禪修世界——慧	阿姜查◎著	230元
JB0018X	遠離四種執著	究給・企千仁波切◎著	280元
JB0019	禪者的初心	鈴木俊隆◎著	220元
JB0020X	心的導引	薩姜・米龐仁波切◎著	240元
JB0021X	佛陀的聖弟子傳1	向智長老◎著	240元
JB0022	佛陀的聖弟子傳2	向智長老◎著	200元
JB0023	佛陀的聖弟子傳3	向智長老◎著	200元
JB0024	佛陀的聖弟子傳4	向智長老◎著	260元
JB0025	正念的四個練習	喜戒禪師◎著	260元
JB0026	遇見藥師佛	堪千創古仁波切◎著	270元
JB0027	見佛殺佛	一行禪師◎著	220元
JB0028	無常	阿姜查◎著	220元
JB0029	覺悟勇士	邱陽・創巴仁波切◎著	230元
JB0030	正念之道	向智長老◎著	280元

JB0031	師父──與阿姜查共處的歲月	保羅・布里特◎著	260元
JB0032	統御你的世界	薩姜・米龐仁波切◎著	240元
JB0033	親近釋迦牟尼佛	髻智比丘◎著	430元
JB0034	藏傳佛教的第一堂課	卡盧仁波切◎著	300元
JB0035	拙火之樂	圖敦・耶喜喇嘛◎著	280元
JB0036	心與科學的交會	亞瑟・札炯克◎著	330元
JB0037	你可以，愛	一行禪師◎著	220元
JB0038	專注力	B・艾倫・華勒士◎著	250元
JB0039	輪迴的故事	慈誠羅珠堪布◎著	270元
JB0040	成佛的藍圖	堪千創古仁波切◎著	270元
JB0041	事情並非總是如此	鈴木俊隆禪師◎著	240元
JB0042	祈禱的力量	一行禪師◎著	250元
JB0043	培養慈悲心	圖丹・卻准◎著	320元
JB0045	覺照在當下	優婆夷 紀・那那蓉◎著	300元
JB0046	大手印暨觀音儀軌修法	卡盧仁波切◎著	340元
JB0047X	蔣貢康楚閉關手冊	蔣貢康楚羅卓泰耶◎著	260元
JB0048	開始學習禪修	凱薩琳・麥唐諾◎著	300元
JB0049	我可以這樣改變人生	堪布慈囊仁波切◎著	250元
JB0050	不生氣的生活	W.伐札梅諦◎著	250元
JB0051	智慧明光：《心經》	堪布慈囊仁波切◎著	250元
JB0052	一心走路	一行禪師◎著	280元
JB0054	觀世音菩薩妙明教示	堪布慈囊仁波切◎著	350元
JB0055	世界心精華寶	貝瑪仁增仁波切◎著	280元
JB0056	到達心靈的彼岸	堪千・阿貝仁波切◎著	220元
JB0057	慈心禪	慈濟瓦法師◎著	230元
JB0059	親愛的喇嘛梭巴	喇嘛梭巴仁波切◎著	320元
JB0060	轉心	蔣康祖古仁波切◎著	260元
JB0061	遇見上師之後	詹杜固仁波切◎著	320元
JB0062	白話《菩提道次第廣論》	宗喀巴大師◎著	500元
JB0063	離死之心	竹慶本樂仁波切◎著	400元
JB0064	生命真正的力量	一行禪師◎著	280元
JB0065	夢瑜伽與自然光的修習	南開諾布仁波切◎著	280元
JB0066	實證佛教導論	呂真觀◎著	500元
JB0067	最勇敢的女性菩薩──綠度母	堪布慈囊仁波切◎著	350元
JB0068	建設淨土──《阿彌陀經》禪解	一行禪師◎著	240元
JB0069	接觸大地──與佛陀的親密對話	一行禪師◎著	220元
JB0071/72	菩薩行的祕密（上下冊）	佛子希瓦拉（寂天菩薩）◎原著	799元

眾生系列　JP0057X

內觀瑜伽：結合禪修與中醫的療癒之道

Insight Yoga: An innovative synthesis of traditional yoga, meditation,
and Eastern approaches to healing and well-being

作　　者／莎拉‧鮑爾思（Sarah Powers）
譯　　者／謝瑤玲
編　　輯／徐煖宜
業　　務／顏宏紋

總　編　輯／張嘉芳
出　　版／橡樹林文化
　　　　　城邦文化事業股份有限公司
　　　　　104台北市中山區民生東路二段141號5樓
　　　　　電話：(02)25007696　傳眞：(02)25001951
發　　行／英屬蓋曼群島家庭傳媒股份有限公司城邦分公司
　　　　　104台北市中山區民生東路二段141號5樓
　　　　　客服服務專線：(02)25007718；(02)25001991
　　　　　24小時傳眞專線：(02)25001990；(02)25001991
　　　　　服務時間：週一至週五上午09:30～12:00；下午1:30～17:00
　　　　　劃撥帳號：19863813；戶名：書虫股份有限公司
　　　　　讀者服務信箱：service@readingclub.com.tw
　　　　　城邦讀書花園網址：www.cite.com.tw
香港發行所／城邦（香港）出版集團有限公司
　　　　　香港九龍九龍城土瓜灣道86號順聯工業大廈6樓A室
　　　　　電話：(852)25086231　傳眞：(852)25789337
　　　　　E-mail：hkcite@biznetvigator.com
馬新發行所／城邦（馬新）出版集團【Cité(M) Sdn.Bhd. (458372 U)】
　　　　　41, Jalan Radin Anum, Bandar Baru Sri Petaling,
　　　　　57000 Kuala Lumpur, Malaysia
　　　　　電話：(603)90578822　傳眞：(603)90576622
　　　　　email:cite@cite.com.my

版面構成／歐陽碧智
封面完稿／Tommy
印　　刷／韋懋實業有限公司

初版一刷／2011年3月
二版十三刷／2024年2月
ISBN／978-986-120-648-6
定價／380元

城邦讀書花園
www.cite.com.tw

國家圖書館出版品預行編目資料

內觀瑜伽：結合禪修與中醫的療癒之道／莎
拉‧鮑爾思（Sarah Powers）著；謝瑤
玲譯 -- 初版.—臺北市：橡樹林文化，城
邦文化出版：家庭傳媒城邦分公司發行，
2011.03
　　面；　公分. --（眾生系列；JP0057X）
譯自：Insight Yoga

ISBN 978-986-120-648-6（平裝）

411.15　　　　　　　　　　　　100002592